LES FORMES RARES

DE LA

TÉTANIE INFANTILE

PAR

Le Dr SAINT-ANGE ROGER

DE LA FACULTÉ DE MÉDECINE DE PARIS
ANCIEN INTERNE DES AMBULANCES DE LA PRÉFECTURE DE LA SEINE
ANCIEN EXTERNE DES HOPITAUX DE PARIS
MÉDAILLE DE BRONZE DE L'ASSISTANCE PUBLIQUE

LIBRAIRIE MÉDICALE ET SCIENTIFIQUE

JULES ROUSSET

PARIS. — 36, Rue Serpente. — PARIS

(EN FACE LA FACULTÉ DE MÉDECINE)

1902

LES FORMES RARES

DE LA

TÉTANIE INFANTILE

PAR

Le Dr SAINT-ANGE ROGER

DE LA FACULTÉ DE MÉDECINE DE PARIS

LIBRAIRIE MÉDICALE ET SCIENTIFIQUE
JULES ROUSSET
PARIS. — 36, Rue Serpente. — PARIS
(EN FACE LA FACULTÉ DE MÉDECINE)

1902

A LA MÉMOIRE DE MON GRAND-PÈRE

A MES GRANDS-PARENTS

A MES PARENTS

A MES FRÈRE ET SŒUR

A MES MAITRES DANS LES HOPITAUX

A MES AMIS

INTRODUCTION

Tout au début de ce modeste travail, nous tenons à dire que nous nous sommes inspiré pleinement des idées de notre maître, M. le docteur Louis Guinon, médecin de l'hôpital Trousseau ; nous avons largement mis à contribution les travaux qu'il a publiés sur ce sujet, et nous voulons le remercier une fois de plus de la bienveillance qu'il nous a toujours témoignée pendant notre quatrième année d'externat passée dans son service.

Quelques mois en effet après notre arrivée à l'hôpital Trousseau, nous eûmes l'occasion de recueillir l'observation d'un cas de tétanie, qui nous intéressa vivement.

Dès cette époque notre maître avait pensé à nous donner une thèse sur ce sujet. C'est donc à son instigation, que nous avons entrepris de faire quelques recherches sur *les formes rares de la tétanie infantile.*

Mais avant d'aborder cette étude, qu'il nous soit permis de témoigner toute notre reconnaissance à nos maîtres dans les hôpitaux : M. le professeur Duplay, chirurgien de l'Hôtel-Dieu, et son chef de clinique d'alors, le docteur Cazin.

M. Thibierge, médecin des hôpitaux.

MM. Potherat et Chaput, chirurgiens des hôpitaux.

M. Mauclaire, professeur agrégé à la Faculté de médecine, chirurgien des hôpitaux.

Nos quatre années d'externat nous ont donné quatre maîtres aimés.

Tout d'abord en première année, le docteur Siredey, médecin de l'hôpital Saint-Antoine.

Il fut plus pour nous qu'un maître ; sa bienveillante amitié nous a suivi durant toutes nos études médicales. Nous avons à cœur de l'en remercier publiquement.

En seconde année d'externat, nous eûmes l'inestimable avantage de suivre le service de M. le professeur agrégé Campenon, chirurgien de l'Hôpital de la Charité. Clinicien sagace en même temps qu'habile chirurgien, il nous prodigua pendant une année ses savants conseils avec une inépuisable bonté. Nous conserverons toujours le souvenir de cet excellent maître, et nous ne saurons oublier de combien nous lui sommes redevable.

Nous avons passé notre troisième année d'externat à la belle maternité de l'hôpital Saint-Antoine, dans le service de M. le professeur agrégé Bar.

Nous avons été frappé par la netteté et la précision de son enseignement ; par la justesse de son diagnostic, même dans les cas les plus ardus. Vers lui va notre admiration.

Ce nous est aussi un devoir bien doux d'adresser tous nos remerciements à M. le docteur Tissier, accoucheur des hôpitaux, pour la grande bienveillance dont il fit toujours preuve à notre égard.

Enfin, c'est à notre maître actuel que nous devons l'idée de cette thèse. Vers lui va notre profonde gratitude pour l'amour qu'il a su nous inspirer de la médecine infantile.

DIVISION DU SUJET

Nous avons divisé notre sujet en cinq chapitres :

Le premier traite de la fréquence de la tétanie ; nous rapportons dans ce chapitre l'observation I, que nous avons recueillie dans le service de M. le docteur Louis Guinon, à l'hôpital Trousseau. Cette observation reproduit le tableau à peu près complet de la tétanie classique d'intensité moyenne.

Nous étudions les formes frustes de la tétanie dans le chapitre II. (Observation II).

Le chapitre III est réservé aux formes de la tétanie qui, par leur intensité et leur généralisation, ont mérité le nom de « pseudo-tétanos ». Nous avons divisé leur étude en deux parties :

Première partie, chez l'enfant (observations III, IV, V, VI, VII, VIII, IX et X).

Deuxième partie, chez le nouveau-né (observations XI et XII).

Dans le chapitre IV, nous avons résumé brièvement le mémoire du docteur Carl Hochsinger, sur « la myotonie des nourrissons et ses rapports avec la tétanie. »

Enfin le chapitre V renferme nos conclusions.

CHAPITRE PREMIER

La tétanie infantile est-elle chose fréquente dans les hôpitaux parisiens ?

Elle le fut certainement autrefois, au temps où l'on voit se succéder les travaux de Dance (1) (1831), de Louis Tonnellé (2) (1832), de Guersant et Baudelocque (3) (1837).

Rilliet et Barthez, dans le *Traité des maladies de l'enfance* de 1843, en donnent une description complète.

Barrier, dans son *Traité des maladies des enfants*, y consacre un chapitre.

En 1847, Grisolle (4) en publie un nouveau cas chez un jeune enfant de neuf mois.

Mais il faut arriver à l'année 1852, époque à laquelle remonte la thèse de Lucien Corvisart (De la contracture des extrémités ou tétanie, *Thèse*, 1852), pour voir changer la terminologie de cette affection, qui devait prendre définitivement le nom de « Tétanie », que Trousseau vulgarisa dans ses leçons cliniques.

(1) Dance, « Observations sur une espèce de tétanos intermittent. » (Archives de médecine, 1831.)

(2) L. Tonnellé, « Sur une nouvelle affection convulsive des enfants. » (Gazette médicale, 1832.)

(3) Guersant et Baudelocque, « Contractures chez les enfants. » (Gazette des hôpitaux, 1837.)

(4) Grisolle, « Contracture des extrémités chez un enfant de neuf mois. » (Gazette des hôpitaux, 1847.)

En 1855, lors de la discussion de la Société médicale des hôpitaux, c'était encore une affection d'observation courante.

A partir de cette époque, elle paraît diminuer de fréquence, en France du moins, et cette affection qui n'avait pour ainsi dire été étudiée que chez nous, fait l'objet de nombreux travaux en Allemagne et en Autriche.

Actuellement, on peut dire que c'est une affection rare à Paris, si rare même, « qu'on peut parcourir pendant plusieurs mois tous les services, tant d'adultes que d'enfants, des hôpitaux parisiens, sans en trouver aucun cas, et on n'observe plus d'épidémie comme autrefois. Il est difficile de trouver la cause de cette rareté actuelle, mais c'est un fait indubitable. » (Louis Guinon) (1).

En Allemagne, en Autriche, en Italie, au contraire, la tétanie paraît fréquente. Les nombreux cas observés par le professeur Escherich (2), et par son assistant Johann Loos (3), à la clinique de Graz ; les cinq cas de Kalischer (4), signalés plus récemment dans un travail fait avec les matériaux recueillis dans la clinique de Neumann (de Berlin) ; les soixante cas observés

(1) Louis Guinon. Comptes rendus des séances de la Société d'obstétrique, de gynécologie et de pédiatrie de Paris. (Séance du 1er décembre 1899.)

(2) Escherich, « Idiopatische Tetanie im Kindesalter. » (Wien. klin. Woch., 1890, n° 40.)

(3) J. Loos, « Die Tetanie der Kinder und ihre Beziehungen zum Laryngospasmus. »

(4) Kalischer, « Ueber Tetanie im Kindesalter. » Jahrb. für Kinderheilk., 1896, vol. XLII, p. 386.)

par Cassel et rapportés par lui à la Société de médecine interne de Berlin (mai et juin 1896), en sont une preuve. Les travaux de Ganghofner (1), de Kassovitz (de Vienne) (2), témoignent encore de cette fréquence.

En 1896, Cervesato (3) écrivait : « Quand nous trouvons dans les journaux étrangers des observations de tétanie infantile aussi nombreuses, nous ne pouvons nous empêcher de remarquer que cette maladie a presque disparu de Paris, depuis plusieurs années. Elle semble donc sévir par épidémies ou endémies ; elle paraît aujourd'hui fréquente à Heidelberg (Erb, Schultze), à Breslau (Berge), à Vienne (Weiss), à Leipzig (Strumpell), à Padoue (Cervesato). »

Reste à savoir si cette si grande inégalité de fréquence entre ces pays et le nôtre est bien réelle. Marfan *(Journal de Médecine Interne*, 1900), en signale la réapparition: « Cette affection paraissait avoir disparu de Paris depuis plusieurs années mais dans ces derniers mois nous l'avons de nouveau revue. » De plus, en dehors des cas de tétanie commune, il existe des formes anomales ou frustes, qui quelquefois passent inaperçues. Il s'ensuit que la méconnaissance de ces formes rares restreint d'autant le champ de la tétanie. C'est précisément de ces formes rares de la tétanie que nous voulons nous occuper dans ce travail.

(1) Ganghofner, « Ueber Tetanie im Kindesalter. » (Zeitsch. für Heilk., xii, p. 447.)

(2) Kassovitz, Congrès international de Rome, 1894.

(3) D. Cervesato, « Nouvelle contribution à l'étude de la téta nie infantile ». (Brochure, Padoue, 1896.)

Mais avant d'aborder leur étude, nous devons rappeler les symptômes de la tétanie commune. L'observation que nous allons rapporter, très classique par la plupart de ses symptômes, nous fixera mieux à cet égard qu'une description générale de cette forme clinique.

OBSERVATION I (Personnelle.)

Recueillie dans le service de M. Louis Guinon, et déjà publiée par notre maître dans les *Bulletins de la Société de Pédiatrie de Paris*, n° 7 (séance du 8 octobre 1901).

Léon... Madéleine, âgée de 5 ans, entre à l'hôpital Trousseau, salle Archambault, le 17 mars 1901.

Elle entre pour une polynévrite généralisée consécutive à la coqueluche ; puis elle a eu successivement un érythème noueux, une scarlatine associée à une diphtérie.

Environ cinq semaines après sa scarlatine qui fut bénigne, elle était encore très affaiblie, ne pouvait marcher, restait très maigre ; tout cela s'expliquait suffisamment par l'arrêt que l'infection récente avait apporté à la guérison de la polynévrite ; mais l'état était plus complexe car la fillette avait l'aspect tout à fait cachectique, elle était extrêmement pâle, même cyanosée, le ventre était énorme, le foie et la rate très gros.

23 juin. Elle eut une fièvre qui s'éleva en trois jours à 40°, ce qui fit penser à la fièvre typhoïde. Les jours suivants, la température oscilla autour de 39°5, puis entre 38° et 39° pour tomber à la normale au quinzième jour ; l'évolution ressemblait à celle d'une fièvre typhoïde, car il y avait de la diarrhée, mais la séroréaction ayant été négative, ce diagnostic fut abandonné ; comme l'enfant avait sur la peau des fesses de petites ulcérations, de petits abcès, on pensa qu'il s'agissait d'une infection

cutanée suite de scarlatine, et donnant une fièvre violente comme il arrive toujours des troubles et des suppurations post-scarlatineux.

Le 5 juillet, la fièvre était tombée cependant; bien que les ulcérations ne fussent pas guéries, l'enfant reprenait meilleure mine.

Le 8 juillet, *seize jours après cette fièvre septique, deux mois après le début de la scarlatine*, l'enfant fut atteinte de *tétanie*.

Le 8 juillet, à la visite du matin, l'enfant offrait l'as-pect suivant : elle avait les traits tirés en avant, le nez effilé, les plis naso-géniens exagérés, la bouche allon-gée en avant prenait l'attitude décrite sous le nom de « *bec de carpe* ».

Les membres étaient demi-fléchis ; les bras collés au tronc, les avant-bras fléchis sur le bras, les mains en pronation fléchies sur l'avant-bras, les doigts rappro-chés en extension, un peu fléchis sur le métacarpe, le pouce fortement porté en dedans au point que son extrémité passe entre le médius et l'index, rappelant l'attitude de la « *main d'accoucheur* », au moment de pénétrer dans le vagin ; les genoux un peu fléchis, les pieds en extension forcée et en adduction.

Le cou, le dos étaient libres, pas de trismus ; l'enfant pouvait ouvrir la bouche et même bâiller.

La compression des muscles et des faisceaux vasculo-nerveux des membres (*signe de Trousseau*), ne produi-sait pas grand effet à cause même de l'intensité de la contracture.

Le choc sur la région du facial exagérait la contraction des muscles de la joue et des lèvres (*signe du facial*).

La raideur des membres supérieurs était telle qu'on ne pouvait les redresser sans une vive douleur. Les membres inférieurs, moins contractés, permettaient une légère mobilisation des jambes.

Par moment, la contraction s'exagérait partout à la fois ; alors l'enfant poussait des plaintes, ses membres se fléchissaient et se serraient contre le tronc ; *ce paroxysme tétanique* durait vingt à trente secondes, puis tout cessait.

L'état cérébral de l'enfant était celui des jours précédents : la petite malade est morose, triste et déprimée, elle pleure aussitôt qu'on l'interpelle ; son développement intellectuel étant à peu près celui d'un enfant de cinq ans.

Cet état dura une quinzaine de jours, sans modifications sensibles pendant huit jours, puis s'atténuant progressivement, la raideur diminue un peu, les crises sont moins fréquentes.

Le 26 juillet, dix-huit jours après le début, tout était fini, l'enfant reprenait appétit, se remuait dans son lit.

Pendant tout ce temps, la fièvre avait reparu irrégulière, sans aucune loi appréciable ; elle semblait s'expliquer par l'existence sur la fesse d'un petit abcès, et sur les grandes lèvres d'un œdème lymphangitique.

Mais dès le 13 juillet, au cinquième jour de la tétanie, avait apparu une lésion assez inattendue ; c'était un gonflement symétrique des articulations métacarpo-phalangiennes des deux index : tuméfaction, rougeur, tension et amincissement de la peau, dilatation veineuse du voisinage, tout cela donnait absolument l'impression de l'arthrite goutteuse du gros orteil.

Ces arthropathies évoluèrent parallèlement, elles augmentèrent pendant 4 ou 5 jours, puis restèrent stationnaires ; le gonflement s'était étendu un peu sur le métacarpien, mais toujours nettement articulaire et périarticulaire.

Le 26 juillet, au treizième jour, on percevait de la fluctuation et nous craignions la suppuration. Toutefois les choses en restèrent là, la tuméfaction, la rougeur et la douleur diminuèrent, et dans les premiers jours d'août, au bout de trois semaines, l'arthrite était terminée.

L'état de l'excitabilité galvanique, toujours augmentée en pareil cas, n'a pu être recherché.

Tel est le tableau à peu près complet de la tétanie classique d'intensité moyenne. Nous devons cependant insister sur ce fait, que les arthropathies doubles et symétriques, non suppurées, n'ont pas encore été signalées au cours de la tétanie. Cette observation n'a que cela d'anomal. Nous avons revu l'enfant ces jours derniers ; elle est en bonne santé, et ne se ressent plus de sa longue maladie.

Maintenant abordons l'étude *des formes rares de la tétanie infantile*.

CHAPITRE II

Formes frustes de la Tétanie

Ces formes sont caractérisées par le cantonnement des contractures dans une région insolite. Il n'est pour ainsi dire pas une région du corps qui ne puisse être atteinte ; c'est ainsi qu'à côté de la tétanie commune, qui intéresse seulement les membres et surtout leurs extrémités, nous voyons les muscles de la face, du cou, du tronc, de l'abdomen, participer au même état. Les muscles lisses eux-mêmes peuvent être pris. Tantôt la tétanie est limitée à un groupe musculaire, tantôt elle est limitée à un seul muscle.

Au visage, tous les muscles peuvent être contracturés, la physionomie devient alors immobile et revêt l'aspect d'un masque particulier ; si quelques muscles seuls sont intéressés, le faciès devient grimaçant, tordu par un rictus singulier qui rappelle le rire sardonique. Les muscles du visage le plus souvent pris sont les muscles massétérins ; il en résulte du trismus ; la bouche est fermée, les arcades dentaires sont serrées plus ou moins étroitement l'une contre l'autre. C'est le cas de notre observation II, que nous rapportons à la fin de ce chapitre. « On cherche vainement à ouvrir la bouche pour examiner la gorge ; les arcades dentaires sont presque en contact et les masséters sont violemment contracturés ; alors on remarque que la physionomie a un aspect singulier que l'on peut caractériser de sardonique. C'est le seul accident saillant ; les membres ont tous leurs mouvements, *il n'y a de contracture en aucun autre point.* »

La langue peut être également contracturée, soit seule, soit en même temps que les masséters ; inutile d'ajouter que la simultanéité de ces contractures compromettra davantage la succion et la déglutition.

La contraction de l'orbiculaire des lèvres donne à la physionomie une expression de bouderie toute particulière ; leur projection en avant rappelle *le bec de carpe,* suivant la comparaison d'Escherich.

Les muscles de l'œil sont ausi très souvent intéressés (Marotte). La musculature extrinsèque semble plus fréquemment atteinte. Les mouvements du globe oculaire sont alors gênés. On a noté du strabisme, le plus souvent intermittent, divergent ou convergent ; ou bien les globes oculaires sont relevés en haut et cachés sous les paupières ; enfin on a signalé de la déviation conjuguée des yeux, du nystagmus. Le nystagmus serait même un phénomène fréquent, plus fréquent que le strabisme avec lequel il peut se combiner.

Du côté des paupières, le spasme est le plus souvent intermittent.

Au cou, on a signalé la limitation de la contracture

aux muscles de la nuque, aux muscles de la région sous-hyoïdienne, aux muscles du larynx, déterminant du laryngospasme. Les cas où le laryngospasme constitue la seule manifestation appréciable de la tétanie seraient des plus fréquents si l'on en croit Kassovitz, Escherich et Loos. Nous aurons l'occasion de revenir sur ce point, dans un instant. Enfin toujours au cou, citons la contracture des muscles du pharynx s'accompagnant d'une dysphagie plus ou moins accentuée.

Du côté des membres, la tétanie peut être cantonnée à la partie supérieure d'un bras, au moignon de l'épaule, à la main seule, à plusieurs doigts de la main, à un seul doigt, au pouce seul, affectant l'unilatéralité, caractère qu'elle ne possède pas habituellement.

A la hanche, elle a pu simuler une coxalgie, quand la marche de l'affection est chronique (Béclard).

Massei a signalé la tétanie des muscles abdominaux ; les muscles grands droits de l'abdomen peuvent être violemment contractés, ils font relief sous les téguments.

La colonne vertébrale, sous l'influence de la contracture des muscles des gouttières, devient rigide ; à un degré un peu plus accentué, elle aboutit à l'opisthotonos. Souvent cette raideur coexiste avec celle de la nuque et le petit malade se meut d'une seule pièce, comme si sa tête reposait sur une tige rigide.

On a cité également la limitation de la tétanie *à un seul muscle*; au sterno-cleido-mastoïdien (Trousseau), au splénius avec inflexions particulières de la tête.

Au tronc, Escherich a signalé la contracture isolée

des muscles trapèzes, Marotte celle du grand pectoral. Ces formes frustes localisées aux muscles de la cage thoracique peuvent entraîner des troubles respiratoires d'autant plus accentués, que l'immobilisation du thorax est plus complète. Si la contracture du diaphragme vient s'ajouter à celle des muscles extrinsèques de la respiration, la mort peut survenir par asphyxie. La raideur du biceps brachial, du coraco-brachial, du long supinateur a été citée.

Il n'est pas même jusqu'aux muscles lisses qui ne puissent être atteints par la tétanie. Les muscles iriens peuvent être intéressés, on a constaté des oscillations de la pupille, analogues à celles qu'on observe dans la méningite tuberculeuse. On a observé aussi de l'œsophagisme ; enfin Trousseau, Sachs, Oddo, Escherich et plus récemment E. Hagenbach-Burckardt (1) ont rapporté des cas de rétention d'urine dus à la tétanie du sphincter vésical.

C'est dans ces formes frustes de la tétanie, qui peuvent être confondues avec tant d'affections, qu'il est utile de recourir aux signes qui peuvent éclairer la nature de ces spasmes, et conduire au diagnostic. Ce sont ces symptômes de tétanie latente que nous allons étudier maintenant ; nous passerons successivement en revue le *phénomène de Trousseau*, le *signe du facial*, le *signe de Erb*, le *laryngospasme* et ensuite nous rechercherons quelle est la *valeur diagnostique* de ces symptômes.

(1) E. Hagenbach-Burckardt. « Casuistische Mittheilungen aus dem Kinderspital im Basel », (Jahrb. für. Kinderheilk., 1899) ; et Archives de médecine des enfants, (janvier 1900, n. 1).

1° Le *phénomène de Trousseau* (provocation artificielle des convulsions par la pression sur les gros troncs nerveux et les gros vaisseaux artériels ou veineux), fut découvert par hasard par son auteur (1).

« Assistant, dit-il, à une saignée du bras que je faisais pratiquer à l'hôpital Necker, chez une femme atteinte de contractures, je vis, aussitôt que la constriction fut opérée avec la bande, un accès se produire dans la main correspondante. Je pensai d'abord que la congestion veineuse déterminée par la compression des veines en était la cause. Cependant, cherchant à me rendre compte du phénomène, je vis chez d'autres malades que la compression des artères agissait identiquement de la même manière. J'ai, depuis, répété la même expérience un grand nombre de fois, et comme elle n'a aucun inconvénient pour les malades, puisque les accidents cessent dès qu'on la suspend, je l'ai souvent faite devant vous. Or, vous avez vu que, non seulement en interrompant la circulation artérielle ou veineuse, mais encore qu'en exerçant la compression, soit sur le nerf médian au bras, soit sur le plexus trachéal au-dessus de la clavicule, la contracture se manifestait, immédiatement précédée des fourmillements qui en sont les premiers symptômes. En comprimant l'artère crurale, en appliquant une ligature sur la cuisse, ou plus simplement en la serrant vigoureusement avec ses deux mains, en comprimant le nerf sciatique, les spasmes muscu-

(1) Trousseau, Clinique médicale de l'Hôtel-Dieu de Paris, p. 208, t. ii, art. « Tétanie ».

laires surviennent, quoique avec moins de facilité aux extrémités inférieures. Ce phénomène, déjà intéressant en lui-même, n'est pas sans utilité pratique ; il peut fournir un élément de diagnostic, et jamais, dans aucune autre affection convulsive, vous ne produirez des effets de ce genre par des moyens analogues. »

La contracture se développe au-dessous de la constriction. « mais elle peut prendre presque aussitôt les parties symétriques du membre opposé, et alors elle se généralise plus ou moins complètement. » (Louis Guinon.)

On a discuté sur la pathogénie de cette contracture. Pour Hoffmann, l'ischémie provoquée par la compression des vaisseaux déterminait plus sûrement le signe de Trousseau que la compression des nerfs. Burckardt et Loos tenaient pour la compression nerveuse. Cette dernière opinion semble admise aujourd'hui, « car elle cadre bien avec ce que nous savons de l'hyperexcitabilité neuro-musculaire, qui est le propre de la tétanie, et qui rappelle beaucoup la diathèse de contracture de Charcot. » (Louis Guinon.)

2° Le *signe du facial*, dit signe de Weiss ou de Chvosteck (hyperexcitabilité du facial et de ses branches pour les excitations mécaniques), a été étudié plus récemment par ces deux auteurs (1878-1881). Pour l'obtenir, il suffit de percuter très légèrement avec la pulpe de l'index, ou mieux encore avec le marteau à percussion, sur le trajet des filets du facial au niveau de la tempe ou de la région zygomatique. On observe alors des spasmes rapides se succédant dans les muscles de la face correspondant aux rameaux nerveux excités.

M. Oddo (« la Tétanie chez l'enfant », *Revue de médecine*, n° 9, 10 septembre 1896) insiste sur ce fait, que, comme le phénomène de Trousseau, le signe de Weiss-Chvosteck n'est qu'un cas particulier de l'hyperexcitabilité mécanique généralisée qui accompagne la tétanie. Ce n'est pas là un fait isolé, car bien qu'à des degrés différents qui tiennent d'une part au siège des nerfs et d'autre part à leur degré d'excitabilité électrique, cette hyperexcitabilité mécanique se rencontre encore par ordre d'intensité décroissante dans le nerf cubital, le radial, le médian, le péronier, le circonflexe (Hayem) (1).

Ce phénomène est tout particulièrement facile à rechercher au niveau du facial : 1° Parce que ses branches sont superficielles et reposent sur un plan résistant ; et 2° parce qu'on a reconnu que le facial est un des nerfs dont l'excitabilité électrique est une des plus développées.

On a noté aussi l'hyperexcitabilité mécanique des muscles : l'hyperexcitabilité mécanique et électrique des nerfs sensitifs (Hoffmann).

3° *Le signe de Erb* (augmentation de l'électricité galvanique et faradique de tous les nerfs moteurs et de leurs muscles, à l'exception du facial), a été étudié par Erb, Bénédikt, Frankl-Hochwart (1887). Ces réactions sont plus sensibles pour le nerf que pour les muscles. L'hyperexcitabilité galvanique est constante, l'hyperexcitabilité faradique est plus rare. Il faut choisir le nerf cubital pour faire ces expériences, car c'est celui dont

____

(1) Hayem, « De l'excitabilité électrique et mécanique des muscles et des nerfs dans la tétanie, 1887. »

les réactions sont les plus intenses, puis viennent le radial, le médian, le facial et le péronier.

Hauser (*Société de médecine interne de Berlin*, juin 1896), pense que l'on doit considérer comme des signes d'une augmentation pathologique de l'excitabilité galvanique des nerfs, une valeur électrique de quelques milliampères à 0,5 mA pour le K S Z, et une valeur de quelques milliampères à 15 et 16 mA pour le K S Te, chez le nourrisson et les jeunes enfants.

Les réflexes tendineux sont tantôt exagérés, tantôt normaux.

En parlant des formes frustes de la tétanie infantile, nous avons signalé la localisation possible de la contracture aux muscles du larynx, entraînant la production du laryngospasme ; nous avons dit que le laryngospasme peut exister seul, comme unique manifestation de la tétanie. Mais la constatation du laryngospasme doit-elle, dans tous les cas, entraîner le diagnostic de tétanie ?

Pour Kassovitz, cité par Oddo, le laryngospasme et la tétanie ne constituent qu'une seule et même affection ; et quand c'est l'unique localisation de la tétanie, on peut le considérer comme un symptôme de tétanie latente.

Le professeur Escherich et son assistant J. Loos soutiennent une opinion analogue, il « suffirait presque à lui seul à justifier le diagnostic de tétanie. »

Tels sont rapidement énumérés les symptômes à rechercher pour diagnostiquer ces formes frustes de la tétanie ; mais ici nous devons nous demander quelle est la valeur diagnostique de chacun d'eux.

Faut-il considérer le *phénomène de Trousseau* comme symptôme spécifique pathognomonique de la tétanie infantile ?

Kalischer, dans un travail déjà cité, ne le signale que chez trois de ses cinq tétaniques.

M. Romme (*Gazette hebdomadaire de médecine et de chirurgie*, Paris 1897), nous dit que Charcot l'a observé fréquemment dans l'hystérie, et que sur 72 cas de Loos, *le signe de Trousseau* a manqué chez 25.

Par contre Trousseau nous dit « que ce phénomène peut fournir un élément de diagnostic, et que jamais dans aucune autre affection convulsive, on ne produira des effets de ce genre par les moyens qu'il indique. »

Escherich, se basant sur de nombreuses observations, se range à l'opinion de Trousseau. Il a existé constamment chez les trente tétaniques qu'il a étudiés à ce sujet.

Oddo signale sa constance.

Hauser le considère comme un symptôme spécifique pathognomonique, après le signe de Erb toutefois. Enfin Cassel l'a constaté soixante fois sur soixante cas de tétanie, et suivant lui on peut se passer de l'exploration électrique pour caractériser la tétanie, car le phénomène de Trousseau et les contractures toniques symétriques suffisent.

Quant au *signe du facial,* dit signe de Weiss-Chvosteck, nous voyons que Kalischer ne l'a trouvé que deux fois sur ses cinq tétaniques. D'après l'article de

M. Romme, il n'existait que chez trois des soixante tétaniques de la statistique de Cassel.

Si Orthen a constaté sa présence dans l'épilepsie, l'hystérie, les affections stomachales ; si Frankl-Hochwart a signalé le signe du facial chez trois à quatre pour cent des névropathes, dans l'hystérîe et la neurasthénie ; si Charcot, Laufenauer, Hœgges l'ont observé dans l'hypnose et le somnambulisme ; si Loos, à la clinique de Graz, l'a retrouvé dans l'hystérie, la chorée, l'épilepsie, la tuberculose, les paralysies post-diphtériques et dans la convalescence de la fièvre typhoïde ; si Hauser ne le donne pas comme absolument démonstratif de la tétanie infantile, il ajoute que, toutefois, dans sa plus haute intensité, le signe du facial ne paraît survenir que dans la tétanie et peut aussi confirmer le diagnostic.

Loos l'a trouvé chez tous ses tétaniques. Oddo signale ce phénomène comme presque constant dans la tétanie infantile et pour lui, « il existerait même souvent dans la tétanie latente ».

Von Yacksh (1), attache une grande valeur à ce signe du facial. « Il persiste souvent alors que tous les autres signes de la tétanie ont déjà disparu, et il permet ainsi de faire, avec l'aide des commémoratifs, le diagnostic rétrospectif de la maladie. »

Suivant M. Romme, le *signe de Erb* non moins que celui *de Hoffmann*, sont difficiles sinon impossibles à apprécier chez les enfants.

(1) Von Yacksh, « Zeitsch, f. klin. Med., xvii, fasc. supplém., 1890. »

Et cependant Hauser considère le premier de ces signes comme constant dans la tétanie des enfants, et c'est pour lui le symptôme diagnostique le plus important. « Il est des cas, dit-il, de tétanie latente où les contractures et le phénomène de Trousseau n'existent pas et où par conséquent le diagnostic ne peut être fait qu'au moyen de l'exploration électrique. »

C'est aussi l'opinion de Ludwig Mann (1), qui conclut de ses recherches que « l'augmentation de l'excitabilité électrique peut être cherchée dans tous les cas de tétanie ; parfois même elle est le seul symptôme de la maladie. »

M. Thiemich (2) dit aussi que le diagnostic de la tétanie latente ne peut se baser que sur la forme caractéristique de l'excitabilité galvanique.

Enfin Escherich (3) s'exprime en ces termes : « Je ne puis que souscrire à l'opinion de Hauser quand il dit que l'exagération de l'excitabilité des nerfs pour les courants galvaniques constitue le symptôme le plus constant et le plus important de la tétanie. Seulement il ne me semble pas qu'on soit autorisé à faire le diagnostic de tétanie, quand ce symptôme existe seul ; pour ce diagnostic, il faut en même temps que le malade pré-

---

(1) Ludwig.Mann. « Recherches sur l'excitabilité électrique chez les enfants du premier âge, spécialement dans ses rapports avec la tétanie.»(Clinique pédiatrique de Breslau.) Monats·schrift für Psychiatrie und Neurologie. Vol. VII. Janvier 1900. p. 14.

(2) M. Thiemich. « Ueber Tetanie und tetanoïde Zustænde in ersten Kindesalter ». Jahrb. f. Kinderheilk., 1900.

(3) Escherich, « Tétanie ». Traité des maladies de l'enfance, T. IV, p. 754.

sente d'autres symptômes, en particulier les contractures musculaires », et plus loin il ajoute : « Si l'enfant est agité et si l'on ne veut pas pratiquer l'examen sous la narcose, le mieux est d'avoir recours aux courants d'intensité suffisante pour produire K S Te au niveau du point de Chvosteck, où on peut constater l'état tétanique, même si l'enfant crie. »

Quant à l'étude des réflexes tendineux, elle n'a aucune valeur.

Le laryngospasme en a-t-il une plus grande ? C'est un symptôme capital pour Kassovitz, pour Escherich et J. Loos. Ce dernier s'exprime en ces termes : « Le symptôme le plus important de la tétanie est le spasme de la glotte et il n'est pas encore démontré qu'il existe un laryngospasme sans les autres symptômes de la tétanie. »

Kalischer le signale chez ses cinq tétaniques ; mais il ajoute qu'il a observé assez souvent le laryngospasme chez des enfants qui n'avaient pas de tétanie.

Cassel (Société de Médecine interne de Berlin), conclut que le laryngospasme n'est rien moins qu'un symptôme caractéristique de la tétanie.

De même pour Heubner, qui est intervenu dans la discussion, on ne peut identifier les deux manifestations morbides et le spasme de la glotte n'est pas un symptôme nécessaire de la tétanie.

Tout en reconnaissant à Escherich et à Loos le mérite d'avoir montré qu'une vraie tétanie peut évoluer sous les traits du laryngospasme, Hauser ajoute que la plupart des cas de laryngospasme n'ont aucune relation avec la tétanie.

Enfin Oddo, sans vouloir diminuer l'importance et la fréquence du laryngospasme comme symptôme de la tétanie chez l'enfant dit qu'il faut retenir « que le laryngospasme peut manquer chez les petits tétaniques. »

Nous conclurons de cette étude :

1° Que le complexus symptômatique de la tétanie n'est pas complet dans tous les cas. Dans les statistiques que nous avons signalées, tel ou tel symptôme manque d'une façon passagère ou permanente.

2° Que quand on se trouvera en présence d'une contracture localisée dans quelque région que ce soit, il ne faudra éliminer le diagnostic de tétanie qu'après avoir constaté l'absence des signes latents de la tétanie. Parmi ceux-là, on n'oubliera pas que le *signe de Erb*, quelque difficulté qu'on ait à le rechercher chez l'enfant, est le plus constant ; de là découle sa grande valeur diagnostique. *Le signe de Trousseau* vient ensuite ; puis le *phénomène de Weiss-Chvosteck*, qui n'a de valeur que quand il est très accusé.

3° Qu'il faut attacher une moins grande importance au laryngospasme, que ne l'ont fait Kassovitz, Escherich et Loos, faute de quoi on s'exposerait « à décrire *des tétanies sans tétanie* », basant parfois son diagnostic sur des assises un peu fragiles. Celui-là cependant commettrait une faute qui, se trouvant en présence d'un laryngospasme, conclurait immédiatement soit à une laryngite striduleuse, soit à une toux coqueluchoïde, soit encore à une sténose laryngée, sans avoir pris soin de rechercher les symptômes de tétanie latente.

La recherche systématique de ces phénomènes en cas de contractures insolites, évitera peut-être de méconnaître *des formes frustes de la tétanie, qui sont d'autant plus rares qu'elles passent plus souvent inaperçues.*

Voici une observation bien instructive à cet égard ; nous l'empruntons à notre Maître, à qui M. Mosny l'a communiquée.

OBSERVATION II

Tétanie au cours d'une scarlatine. Trismus. Contracture asymétrique de la face, simulant une paralysie incomplète. Troubles de déglutition (1).

Léger (François), âgé de 9 ans, soigné au mois de mars 1888, dans le service de M. Labric, à l'hôpital des Enfants-Malades.

Cet enfant, qui a toujours été bien portant, entre le 25 mars avec une éruption de scarlatine complète et normale. La maladie évolue sans complications, sans albuminurie, sans arthropathies et sans angine violente, quand au douzième jour, le 6 avril, l'enfant se plaint de souffrir de la gorge.

On ne constate aucun engorgement ganglionnaire, mais on cherche vainement à ouvrir la bouche pour examiner la gorge; les arcades dentaires sont presque en contact et les masséters sont violemment contracturés ; alors on remarque que la phy-

(1) Louis Guinon, Comptes-rendus des séances de la Société d'obstétrique, de gynécologie et de pédiatrie de Paris (séance du 1er décembre 1899).

sionomie a un aspect particulier que l'on peut caractériser de sardonique. C'est le seul accident saillant.

Les membres ont tous leurs mouvements, *il n'y a de contracture en aucun point.*

Mais là voix est très faible et la déglutition des quelques liquides que l'enfant introduit dans la bouche est très difficile.

Les jours suivants, l'état ne change pas.

Le 12 avril, l'enfant présente un accès d'oppression et une plus grande difficulté dans la déglutition.

Le 14, il souffre pendant deux heures d'un hoquet continuel.

On le traite par le chloral de 1 à 4 grammes.

Le 16 avril, son état est le suivant :

Il ne souffre de rien, mais l'aspect de la face n'a pas changé.

Les paupières, bien que se fermant facilement, se relèvent incomplètement surtout à droite ; il y a donc une véritable contracture de l'orbiculaire.

La face n'est pas symétrique surtout quand l'enfant rit ; les plis sont alors plus marqués à gauche, comme s'il y avait de la paralysie à droite. Les lèvres sont contractées.

Le trismus est encore assez marqué pour ne permettre qu'un écartement inter-dentaire d'un centimètre et demi.

La langue ne jouit pas de toute sa mobilité et la prononciation, surtout des labiales et des palatines, est défectueuse ; aussi l'élocution est-elle lente et traînante.

La déglutition est toujours difficile.

Il n'y a aucune contracture de la nuque.

Les membres sont notablement affaiblis. La main serre très faiblement ; elle se contracture par paroxysmes ; alors le poignet est fléchi et dévié vers le bord cubital, les doigts sont fléchis sur le carpe, mais étendus dans leurs autres articulations.

La raideur respecte le bras, car l'enfant peut porter les objets à la bouche.

Pour les membres inférieurs, l'enfant les soulève bien au-dessus du lit, mais il marche très difficilement ; il tend à tomber à droite et tomberait si on ne le soutenait.

Les réflexes patellaires sont exagérés des deux côtés.

L'enfant s'améliora et sortit guéri de l'hôpital.

Cet enfant fut examiné par plusieurs chefs de service ainsi que le raconte M. Louis Guinon ; il servit même de sujet à une leçon, et comme au début il présentait du trismus, un facies cynique, il fut présenté comme atteint de *tétanos d'origine inconnue*. Dans le service où il était, il fut étiqueté sous le nom de *paralysie bulbaire*; les troubles de la motilité de la face coexistant avec le trismus, l'asymétrie fonctionnelle des paupières et des lèvres, qui donnaient l'impression d'une parésie mal limitée, avaient paru suffisants pour légitimer le diagnostic.

La disparition progressive des accidents et la terminaison par la guérison montrèrent seules qu'il s'agissait d'une autre affection.

La recherche des signes de Erb, de Trousseau, de Weiss-Chvosteck, aurait probablement conduit au diagnostic : *tétanie*. « C'était le seul diagnostic admissible, et personne n'en parla. » Louis Guinon.

CHAPITRE III

**Tétanie à forme de pseudo-tétanos (forme
permanente des contractures).**

A côté des *formes frustes de la tétanie,* que nous venons d'étudier et qu'on laisse souvent passer sans les reconnaître, il en est d'autres qui ont également prêté à l'erreur ; ce sont les formes, qui, par leur intensité et leur généralisation, simulent, à s'y méprendre, le tétanos.

Trousseau (1) avait déjà entrevu ce type clinique. Bagynsky (2), dans sa communication faite le 21 décembre 1892 à la Société de Médecine interne de Berlin, avait déjà constaté les symptômes du tétanos dans la diphtérie ; mais c'est à Escherich (3) que revient l'honneur d'avoir isolé cette forme, qu'il a décrite sous le nom de *pseudo-tétanos.*

En 1897, Escherich (4) en avait observé trois cas chez

(1) Trousseau, Clinique Médicale de l'Hôtel-Dieu de Paris, « Art. Tétanie », p. 212, t. ii.

(2) « Bagynsky, « Symptômes du tétanos dans la diphtérie ». (Berliner klinische Wochenschrift, 1893, p. 206.

(3) Escherich, Traité des Maladies de l'enfance, art «Tétanie.»

(4) Escherich, Berl. klin. Woch. 1897, n° 140.

des garçons de 6, 9 et ans 9 1/2 ; et deux chez deux nouveau-nés. Kjellberg en avait également publié un cas.

En 1898, Escherich (1) en publie un nouveau cas chez une petite fille âgée de 5 ans.

En septembre de la même année, Cesare Cataneo (2) en signale un autre cas chez un petit garçon de 7 ans.

En 1899, Kühn (3) en rapporte un cas survenu au cours d'une scarlatine.

En décembre 1889, Louis Guinon communique à la Société d'obstétrique, de gynécologie et de pédiatrie de Paris un nouveau cas, observé chez un petit garçon âgé de 4 ans 1/2.

R. Gomez (4) (1900), signale une nouvelle observation de pseudo-tétanos grippal chez un petit garçon de 7 ans.

Enfin, tout récemment, F. Brunet (*Thèse* de Bordeaux, 1901), publie un cas de pseudo-tétanos chez un nouveau-né de 12 jours, observé dans le service du professeur Moussous (de Bordeaux).

Nous allons étudier, dans un premier paragraphe, la tétanie à forme de pseudo-tétanos chez l'enfant ; dans un deuxième paragraphe, nous essaierons de démontrer que le tétanos des nouveau-nés n'est pas une « entité

(1) Escherich, « Ein weiterer Fall von Pseudotetanus ». Wien. klin. Rundschau, 1898).
(2) Cesare Cataneo,» Un caso di pseudo-tetano d'Escherich ». (La Pediatria, septembre 1898, p. 282).
(3) Kühn. « Un cas de tétanie au cours de la scarlatine ». (Berlin. klin. Wochenschr., 1899, n° 39, p. 855).
(4) R. Gomez, « Tétanie grippale ». (Riforma medica, 1900, vol. i, n° 18, p. 207).

intangible », et qu'il est certains états « tétanoïdes » du nouveau-né, qui doivent rentrer dans le cadre de la tétanie.

PREMIÈRE PARTIE

TÉTANIE A FORME DE PSEUDO-TÉTANOS CHEZ L'ENFANT

Le groupe qu'Escherich, pour la première fois, puis Cesare Cataneo, Louis Guinon ont décrit sous le nom de *pseudo-tétanos*, est essentiellement caractérisé par des contractures musculaires toniques persistantes, généralisées, intéressant principalement les muscles du tronc et respectant au contraire relativement les muscles des extrémités.

Nous allons résumer rapidement les observations que nous avons pu recueillir dans la littérature médicale pour fixer la symptômatologie de cette forme de la tétanie.

Dans notre observation III, tirée du *Traité des maladies de l'Enfance*, t. IV. p. 768, et due à Escherich, l'affection a débuté chez un petit garçon de 9 ans, par des douleurs, en ouvrant la bouche. Deux jours après les membres inférieurs se prennent ; cinq jours après le début la raideur s'est étendue à tout le corps. Il entre à l'hôpital dans cet état.

Quand Escherich l'examine, il est étendu immobile dans son lit, le dos raide : les muscles de la face sont envahis par des contractures toniques ; les arcades dentaires sont serrées l'une contre l'autre, la tête est fléchie en arrière. Le dos et les membres inférieurs sont raides, les orteils en flexion plantaire, les bras collés au thorax., Les mouvements actifs des mains sont encore possibles dans une certaine mesure.

Par moments, les contractures diminuent un peu, le malade peut s'asseoir dans son lit pour manger et peut ouvrir la bouche; par moments, à l'occasion d'une excitation quelconque, de l'examen médical, ou quand on le déshabille, les contractures deviennent plus intenses.

La connaissance est conservée intacte ; à part quelques tiraillements douloureux l'enfant est de bonne humeur.

Dans ce cas, le *phénomène de Trousseau* n'a pu être décelé avec certitude ; la contracture de la face a empêché de déceler le *phénomène du facial*.

Nous voyons déjà combien cette observation III s'éloigne de notre observation I, qui, en somme, n'est que l'exposé de la tétanie classique, pour se rapprocher du tétanos vrai.

Mais notre observation IV est encore plus caractéristique ; elle montre les accidents à leur maximum de violence. Nous l'empruntons également à Escherich. Voici sa symptômatologie résumée :

Elle concerne une petite fille de 5 ans, sans antécédents héréditaires.

Le début a lieu par de la raideur de la tête, qui, le lendemain s'est étendue au dos et aux membres inférieurs.

Le troisième jour l'enfant ne peut ouvrir la bouche. C'est dans cet état qu'elle entre à l'hôpital.

Au premier abord elle présente « tout le tableau du tétanos traumatique » ; elle gît immobile, « comme une statue », sur le lit, la nuque, le dos, les jambes contracturées. Contraction des muscles de la face ; pieds violemment portés en varus équin ; les bras seuls peuvent exécuter quelques mouvements volontaires, mais lents et très limités.

On constate des rémissions qui deviennent de plus en plus rares, tandis que les paroxysmes vont en augmentant. Au moment des paroxysmes, la physionomie grimace comme celle d'une personne « aveuglée par un vif soleil », la nuque et le dos se contractent violemment et *l'enfant ne touche le sol que par le vertex et la plante des pieds*. Les membres supérieurs sont contractés, *mais les doigts n'ont pas l'attitude de la tétanie.*

Ajoutons que tous les muscles du corps sont « durs comme du marbre », et forment relief sous les téguments ; que le diaphragme et les autres muscles de la respiration ont été pris à certains moments ; enfin qu'au summum de la maladie, pendant dix jours, les accès furent presque subintrants, entravant l'alimentation qui fut très difficile et insuffisante.

Dans notre observation V, due à M. Louis Guinon, nous voyons un petit garçon de 4 ans 1/2 présenter, après un malaise de plusieurs jours, une attaque de contracture presque généralisée, qui respecte les membres supérieurs. On y note du trismus. La nuque et le dos sont d'une raideur absolue, et si l'on veut asseoir l'enfant, on le soulève d'une seule pièce: « c'est un opisthotonos des plus nets. » Enfin ces crises s'accompagnaient de dyspnée et de cyanose du visage.

Ce syndrôme ne rappelle-t-il pas de très près le tétanos ?

L'observation VI est prise dans les cliniques médicales de l'Hôtel-Dieu, de Trousseau. Il s'agit d'un jeune homme de 18 ans, qui avait été trouvé un matin, couché dans la rue, où il avait passé la nuit en état d'ivresse.

« Tous ses muscles paraissaient violemment contracturés ; il était raide comme une barre de fer, les mâchoires serrées. »

Trousseau note la persistance de la contracture. « Tous les muscles, aussi bien ceux du tronc que ceux de la région cervicale, que ceux des membres, semblaient frappés simultanément, et le malade tombait dans un état de raideur tétanique. »

On y retrouve les crises de dyspnée épouvantable avec congestion de la face et menaces de suffocation « comme dans l'épilepsie ou pour mieux dire dans le tétanos. »

Voici encore le résumé très rapide de notre observation VII ; ce cas est d'autant plus curieux qu'il prêta à l'erreur. Il y avait en effet au pied de l'enfant une petite plaie en voie de cicatrisation, mais qui avait été très enflammée et qui avait suppuré. Comme on avait observé plusieurs cas de tétanos traumatique chez des cultivateurs des environs, on commença le traitement antitétanique par la méthode de Bacelli.

C'est le cas rapporté par Cesare Cataneo. Il s'agit

d'un jeune garçon de 7 ans. Un jour qu'il se promenait avec son oncle, il fit une chute ; quand son oncle voulut le soulever de terre, il remarqua qu'il était raide, « tout d'une pièce », et qu'il avait les dents extrêmement serrées.

Conduit aussitôt à l'hôpital, on constate une contraction générale, un violent trismus qui empêche de desserrer les arcades dentaires ; les commissures labiales sout tirées, les globes oculaires portés en haut.

L'enfant présente de l'opisthotonos à de courts intervalles ; la respiration est gênée ; les membres inférieurs sont rigides et écartés, les membres supérieurs sont un peu moins contractés. L'enfant guérit.

Nos observations VIII, IX et X sont encore bien typiques ; les symptômes observés rappellent absolument ceux du tétanos. En voici le résumé :

L'observation de Kühn (notre obs. VIII) concerne un petit garçon de 4 ans 1/2 qui, au cours d'une scarlatine, « fut pris brusquement d'une raideur des membres inférieurs, à tel point qu'il ne pouvait plus faire un pas. »

Dans la nuit, la raideur se généralisa à tout le corps, si bien que « par moments, d'après les parents, l'enfant paraissait être d'une seule pièce. »

Cinq jours après, trismus très accentué ; raideur de la nuque extrême, immobilisant complètement la tête ; opisthotonos extrême ; muscles extenseurs des jambes contracturés, contraction des muscles de l'épaule et des fléchisseurs des membres supérieurs.

« L'idée de tétanos était celle qui se présentait la première à l'esprit. »

Mais le *signe de Trousseau* et de *Chvosteck* étaient très nets.

L'observation IX est la relation par R. Gomez d'un cas de tétanie généralisée survenue au cours de la grippe.

Le malade était un petit garçon de 7 ans, qui fut atteint de grippe. Dès le lendemain, les douleurs, qui n'existaient que dans les muscles abdominaux, deviennent générales ; elles prédominent dans les membres inférieurs, qui commencent à se contracter et deviennent rigides. Cinq jours plus tard, les contractures dominent la scène. « Les muscles du thorax, du dos, de l'abdomen, des membres inférieurs étaient *fortement contracturés* et faisaient saillie sous la peau. » Contraction plus légère des membres supérieurs ; rigidité de la nuque. La face est également un peu contracturée; il y a peu de trismus.

On constate le signe du facial et l'hyperexcitabilité galvanique et faradique.

Bagynsky, dans notre dixième observation, signale « les symptômes du tétanos au cours d'une diphtérie ».

Henri Neumann est âgé de 4 ans 1/2. « Ma première impression, dit Bagynsky, en voyant la malpropreté qui le recouvrait, l'état de raideur qu'il présentait et le trismus qui commençait à s'indiquer sur sa face, fut qu'il était atteint de tétanos. »

Début par gêne de la mastication ; à l'hôpital, quand on tâche de lui ouvrir la bouche, le facies devient vultueux, les masséters se contractent si violemment qu'ils font une forte saillie ; il en résulte que les mâchoires sont presque accolées l'une à l'autre.

Gêne respiratoire : tête renversée sur la nuque. Contracture générale de la musculature, qui, à certains moments, s'exagère sous forme d'accès. L'enfant présentant une ulcération buccale, on pensa que c'était là la porte d'entrée du baccille de Nicolaïer. L'examen bactériologique ne décela aucun bacille tétanigène, mais des bacilles de Lœffler, ce qui permit à Bagynsky de rectifier son diagnostic. L'enfant Neumann avait eu la diphtérie et avait présenté des symptômes tétaniques au cours de cette affection.

Il nous a suffi de résumer rapidement ces huit observations, pour montrer l'analogie presque complète qui existe entre ces cas de pseudo-tétanos et le tétahos vrai ; mais pour mieux fixer encore le tableau clinique de ce groúpe, rappelons-en la description :

« L'enfant, généralement sans antécédents héréditaires, ni personnels, brusquement, en pleine santé, se plaint de sensations de raideur dans les jambes, rendant la marche impossible. Malgré le repos au lit, le trouble se propage en remontant, et bientôt, tous les muscles du tronc, de la nuque et des mâchoires se contracturent au maximum et le tronc du malade est raide comme une planche, tandis que les membres et les yeux peuvent se mouvoir librement. Les muscles de la face se prennent, et leur contracture tonique donne au visage cette expression caractéristique qu'a décrite Soltmann. Malgré la contraction violente des mâchoires, le malade peut s'alimenter.

« Au repos et pendant le sommeil, la contracture est moins intense, mais persiste cependant. Le froid, les bruits, les mouvements provoquent des accès paroxystiques violents, parfois très douloureux et pouvant s'accompagner d'opisthotonos, de spasmes du diaphragme ; d'ailleurs quand la maladie est à son summum, ces paroxysmes peuvent éclater spontanément et durer plusieurs jours.

« Les accès se terminent toujours par des sueurs profuses. »

La fièvre n'est pas constante et le plus souvent, quand elle existe, elle est liée à l'affection primitive sur laquelle la tétanie est venue se greffer. La température est normale dans nos observations IV, V et VIII ; elle apparaît, légère il est vrai, 38° (obs. IX), un peu plus accentuée, obs. X. Dans ces deux derniers cas, la tétanie était survenue au cours d'un état infectieux, grippe et diphtérie.

Dans toutes nos observations, l'intelligence est intacte ; les petits malades répondent bien aux questions qu'on leur pose ; ils conservent même parfois toute leur bonne humeur (obs. III), et certains, malgré leur contracture, sont occupés à s'amuser avec leurs jouets (obs. VIII). Dans des cas plus rares, l'enfant est agité, inquiet et prend peu de repos, on peut même noter une agitation extrême ; c'est ainsi que dans l'observation IV, Escherich note qu'au summum de la maladie qui dura dix jours, « l'enfant n'avait presque aucun repos pendant la nuit ». D'autres fois il existe de l'abattement, de la tristesse et l'enfant pleure fréquemment (obs. V).

Si nous tâchons maintenant de tirer de nos observations quelques indications sur la marche, la durée et la terminaison de cette affection chez l'enfant, nous voyons que dans les observations III et VIII le summum des contractures est atteint le 5ᵉ jour après le début de la maladie ; le 4ᵉ jour dans les observations IV et V ; le 2ᵉ jour enfin, dans les observations VII et X.

Cet état maximum des contractures persista 10 jours dans les deux observations d'Escherich: dans l'une, du 10 au 20 juin (obs. III) ; dans l'autre, du 14 au 24 juillet (obs. IV).

Dans les observations V et X le summum des contractures dura 7 jours ; 6 jours dans l'observation VII et 3 jours seulement dans l'observation VIII.

La disparition des contractures se fait généralement de haut en bas ; elle est plus ou moins rapide suivant les observations:

Observation III, trois semaines après la période maxima, et cinq semaines après le début de la maladie, on ne constate plus qu'un peu de raideur quand l'enfant marche.

Observation IV, six semaines après le début elle marche et se tient debout comme une enfant normale.

Observation V, début 6 septembre.

Summum des contractures du 10 au 17 septembre.

A partir du 20, on constate une amélioration notable.

Le 26, l'enfant reprend son aspect normal ; il se nourrit et reste assis dans son lit ; il revient à la santé, et le 6 octobre, c'est-à-dire un mois après le début, il quitte l'hôpital.

Observation VII, début le 21 mai. Le lendemain contracture généralisée ; état stationnaire pendant six jours. On administre une forte dose d'huile de ricin ; après avoir rendu des selles fétides contenant une grande quantité d'helminthes, ascarides et oxyures, l'enfant s'améliore rapidement. Les jours suivants tous les phénomènes tétaniformes disparurent.

Observation VIII, le 11e jour, l'enfant quitte l'hôpital ; mais il garde encore un certain degré de raideur des muscles et du trismus, qui ne disparurent qu'au bout de six semaines.

Observation X, du 30 mai au 7 juillet persistance des contractures.

Le 7 juillet, la bouche est plus libre et on l'ouvre plus facilement.

Le 8, on constate une légère amélioration dans les symptômes tétaniques.

Le 9, les symptômes tétaniques ont disparu ; la langue peut être tirée, la bouche ouverte; l'enfant peut prendre sa nourriture.

Le 17, on ne constatait plus aucun phénomène tétanique. L'affection avait duré 20 jours.

La *durée totale* semble donc varier entre trois et six semaines. Elle fut de trois semaines dans l'observation X; de quatre semaines dans l'observation V ; de cinq semaines dans l'observation III, et de six semaines dans les observations IV et VIII.

La *terminaison* se fit par la guérison dans les dix observations, que nous rapportons intégralement à la fin de ce chapitre. Escherich signale aussi cette terminaison favorable comme habituelle dans le pseudo-tétanos, à moins que la mort ne soit amenée par la diarrhée ou les troubles digestifs. Le laryngospasme et la broncho-pneumonie sont encore deux complications possibles, qui peuvent emporter l'enfant.

L'enfant qui fait l'objet de l'observation VII fut atteint de broncho-pneumonie quelques jours après la disparition des contractures. « Celle-ci eut une évolution longue et grave, mais l'enfant guérit complètement. »

Ajoutons que dans toutes nos observations, le petit patient a recouvré complètement l'usage de ses membres.

Le *pronostic* de ces cas de pseudo-tétanos est donc le plus souvent favorable.

C'est en se basant sur le début de l'affection, le plus souvent brusque; sur la marche de la contracture qui envahit progressivement les muscles du tronc, de la nuque, des mâchoires et respecte relativement les membres et surtout les bras: sur la violence des accès ; sur l'aspect singulier de la physionomie ; sur l'intégrité de la température, sauf pendant de courtes périodes ; sur l'intégrité de l'intelligence, qu'on fera le *diagnostic* de ces cas de tétanie à forme de pseudo-tétanos.

Enfin l'évolution même des symptômes et la terminaison par la guérison viendront confirmer, un peu tard peut-être, un diagnostic hésitant.

Les signes de Weiss-Chvosteck, Trousseau et la réaction électrique ne nous seront pas ici d'un grand secours; car le phénomène du facial est difficile sinon impossible à rechercher dans ces formes généralisées de la tétanie où il y a déjà contracture de la face (observations III, IV, V, VII). Par contre Kühn (observation VIII) signale sa netteté ; il existait également chez le petit malade de Gomez (observation IX).

Le signe de Trousseau manquant dans les observations III, IV, VII et IX n'est pas non plus pathognomonique du pseudo-tétanos. Il existait, il est vrai, dans le cas de Kühn (obs. VIII), et « l'apparition des contractures à la moindre pression, au moindre mouvement, ne permet pas de douter qu'il existât » dans l'obs. V de L. Guinon. « Le signe du facial et même le signe de Trousseau peuvent faire défaut », dit Escherich.

Quant au signe de Erb, signalé seulement dans l'observation IX de R. Gomez, il est difficile à rechercher dans ces cas, « où le froid, les bruits, le moindre mouvement provoquent des accès paroxystiques violents » ; ou tout au moins sa recherche est inutile car « dans ces cas il n'est point nécessaire que l'exagération de l'excitabilité mécanique et électrique soit considérable. » (Escherich.)

Nous disions au début de ce chapitre, qu'il est des formes rares de la tétanie qui par leur intensité et leur généralisation simulent, à s'y méprendre, *le tétanos*. L'étude clinique du pseudo-tétanos nous l'a confirmé ; c'est donc là le véritable écueil diagnostique. Il y a une autre cause d'erreur, c'est *l'hystérie*, « cette grande simulatrice de tous les maux. » Le diagnostic différentiel est surtout à faire avec ces deux affections.

Mais il est d'autres maladies qui ont pu prêter à l'erreur, au moins pendant quelque temps. Nous allons les étudier rapidement et les éliminer ; nous reviendrons ensuite à l'hystérie et au tétanos.

C'est tout d'abord la *méningite tuberculeuse*, qui par sa fréquence, mérite la première place. M. Boix (1) a signalé, chez l'adulte il est vrai, un cas de méningite tuberculeuse à forme tétanique. Le trismus, puis la raideur de la nuque existaient seuls au début ; il n'y avait ni céphalalgie, ni vomissements qui pussent faire penser à la méningite. Plus tard apparut du myosis qui fit rectifier le diagnostic.

Dans la plupart des cas il existe des signes qui permettent de différencier les deux affections. Ce sont les suivants :

Le maximum de fréquence de la méningite tuberculeuse est de 3 à 5 ans. Le début est généralement insidieux. En admettant que la méningite puisse donner lieu à des contractures ressemblant à celles du pseudo-tétanos, elles ne se reproduiront pas avec la même constance ni dans le même ordre ; de plus, dans l'appareil symptômatique de la méningite, les contractures ne viennent qu'au second plan.

Enfin on trouve de la céphalalgie, des vomissements, de la constipation, de l'inégalité pupillaire, qui n'existent pas dans la tétanie.

Le pouls est lent et irrégulier, le rythme respiratoire est troublé. Il y a de la fièvre, le caractère est changé.

(1) Boix, « Contribution à l'étude de la méningite tuberculeuse de l'adulte. Forme tétanique. Trismus d'origine cérébrale. » (Arch. de médecine, 10 mai 1893.)

Enfin le cyto-diagnostic révèle la présence de lympho-cytes dans le liquide céphalo rachidien.

La méningite cérébro-spinale peut aussi simuler le syndrôme du pseudo-tétanos. C'est ainsi que M. Louis Guinon raconte qu'il entendit agiter, pour l'enfant qui fait l'objet de notre observatisn V, « l'hypothèse de mé-ningite cérébro-spinale, dont une petite épidémie régnait alors à Paris. »

Une erreur du même genre est rapportée par M. Om-bredanne dans la *Presse médicale* (du 3 septembre 1898, n° 73, p. 132). Un petit malade, âgé de onze ans, était entré dans le service du professeur Lannelongue, pour une raideur tétanique que l'on attribua au début à une méningite cérébro-spinale. Plus tard on rectifia le dia-gnostic en se basant sur ce fait : que le signe de Kernig était absent et que les muscles du rachis présentaient une contracture qu'il était impossible de vaincre. Il s'agissait en effet de tétanos.

Dans un second cas, il s'agissait d'un malade du ser-vice de M. Babinski, le diagnostic de tétanos fut d'abord porté à cause de la raideur et des crises spasmodiques observées. M. Borrel fut appelé : il se prononça pour la méningite cérébro-spinale, diagnostic que l'examen bactériologique, fait par M. Netter, devait confirmer.

Le troisième cas concernait un malade du service de M. Peyrot. Ce malade présentait du trismus, de l'opis-thotonos, de la contracture des parois thoraciques et abdominales, de la raideur des membres : « tout faisait croire à une forme aiguë de tétanos ». M. Peyrot était sur le point de pratiquer une injection intra-cérébrale de sérum antitétanique, lorsque M. Borrel s'appuyant sur ce fait qu'on pouvait ployer les membres inférieurs sans beaucoup d'efforts, pensa que l'on avait affaire à une méningite cérébro-spinale. La ponction lombaire vint confirmer le diagnostic Le malade guérit.

Un quatrième cas est rapporté dans la *Presse médicale* du 24 décembre 1898, n° 105, p. 361, par MM. H. Leroux et P. Viollet. Le malade âgé de 40 ans avait du trismus, de la raideur de la nuque et surtout un opisthotonos des plus marqués avec paroxysmes très douloureux. Cet ensemble symptômatique devait faire penser au tétanos. MM. Roux et Martin à la demande de M. Leroux examinent le malade. Le trismus peu marqué, l'absence de rictus, de dysphagie prononcée, la mobilité de la tête et la possibilité de vaincre sans trop de peine la contracture des membres inférieurs en fléchissant la jambe sur la cuisse leur font penser qu'il s'agit vraisemblablement d'une méningite cérébro-spinale. Ce dernier diagnostic fut pleinement justifié à l'autopsie; l'examen bactériologique décela du diplobacille encapsulé, à l'état de pureté dans les sérosités recueillies à l'autopsie.

La méningite cérébro-spinale, comme nous venons de le voir dans ces différents cas qui ont prêté à l'erreur, détermine de la raideur de la nuque, de l'opisthotonos, un trismus plus ou moins accentué; mais il est un signe qui lui appartient en propre et qui fait défaut dans la tétanie : c'est le *signe de Kernig.*

L'intelligence est plus ou moins troublée dans la méningite cérébro-spinale ; nous l'avons trouvée intacte dans toutes nos observations de pseudo-tétanos. La méningite s'accompagne de céphalalgie, de fièvre.

Enfin la ponction lombaire et l'examen du liquide centrifugé viennent achever le diagnostic. Dans la méningite cérébro-spinale, l'inflammation des méninges se traduit par l'aspect louche du liquide céphalo-rachidien, qui renferme des polynucléaires et des germes microbiens ; dans le tétanos spontané au contraire, comme l'ont montré Milian et Legros (1), le liquide céphalo-rachidien conserve sa limpidité, sa coloration, sa fluidité et ne renferme aucun élément figuré ; on n'y trouve non plus aucun germe microbien décelable par les méthodes usuelles.

Le diagnostic est encore à faire avec les contractures survenant dans les diverses affections cérébrales : *congestion cérébrale, hémorrhagies méningées, tumeurs cérébrales*. Toutes elles sont précédées ou s'accompagnent de symptômes cérébraux, d'irrégularité du pouls; de plus elles sont généralement unilatérales.

Les contractures généralisées du pseudo-tétanos doivent être également différenciées de celles qu'on observe dans le *tabes dorsal spasmodique,* que Little a décrit chez les enfants, et dans les *scléroses encéphaliques primitives de l'enfance.*

La maladie de Little est une affection congénitale; dans la plupart des cas la naissance a été prématurée, la contracture prédomine dans les membres inférieurs,

(1) Milian et Legros, Société de biologie, 30 mars 1901, **p.** 382.

la démarche est toute spéciale ; l'intelligence est retardée.

Dans la *sclérose cérébrale infantile* la contracture peut être totale ; l'enfant est alors raide des pieds à la tête, tout d'une seule pièce. Mais l'affection a débuté par des crises convulsives qui se sont répétées dans la suite sous forme d'accès épileptiques, les paralysies ont précédé les contractures, enfin l'intelligence ne s'est pas développée.

Il n'est pas même jusqu'à certains *empoisonnements* qui ne peuvent en imposer pour un pseudo-tétanos. Telle l'*intoxication par la strychnine*. Dans ce cas, l'interrogatoire, la marche de la contracture qui débute ordinairement par les membres, la forme spéciale des poings qui sont fermés, les secousses cloniques qui interrompent l'immobilité du corps, la dilatation pupillaire mettront sur la voie du diagnostic.

La difficulté commence quand il faut distinguer la tétanie à forme de pseudo-tétanos de l'*hystérie* et du *tétanos vrai*.

L'*hystérie* se retrouve ici avec ses aptitudes simulatrices merveilleuses ; cette similitude peut être telle que le professeur Raymond et son élève Zaldivar ont voulu faire de la tétanie une affection hystérique.

La contracture hystérique peut simuler absolument le pseudo-tétanos. Indépendamment de l'étude des antécédents du petit malade qui a une grande valeur, le diagnostic sera basé sur l'examen attentif des symptômes. Le malade a vu l'un des siens devenir tétanique à la suite d'une plaie ; il se blesse à son tour (et indépen-

damment des cas où il peut être atteint lui aussi de tétanos vrai), il sait qu'il peut devenir tétanique, il le craint,
il s'auto-suggestionne et par l'influence de l'imitation il
reproduit brusquement le syndrôme pseudo-tétanique.
Parfois c'est à la suite d'une attaque d'hystérie que le
syndrôme est réalisé ; la maladie peut disparaître, brusquement comme elle est venue, à la suite d'une autre
attaque. L'instantanéité du développement, la longue
durée des accidents, leur permanence, l'absence de
rémissions, ce sont tous symptômes qui se retrouvent
dans les deux affections. Il faut donc avouer que
dans certains cas, le diagnostic est d'une extrême difficulté.

Cependant, dans l'hystérie, on note habituellement
des troubles de la sensibilité (anesthésie, hyperesthé-
sie) ; la température, la respiration sont peu influencées ;
la présence des stigmates hystériques, et la guérison
des contractures par les agents esthésiogènes, pour-
ront mettre sur la voie du diagnostic. Ajoutons que,
suivant Schlezinger, le symptôme le plus important
pour le diagnostic serait tiré de l'augmentation de
l'excitabilité galvanique, qui existe seulement dans la
tétanie.

Comment distinguer maintenant le pseudo-tétanos du
tétanos vrai ?

On s'enquerra d'abord des antécédents héréditaires
et personnels du petit malade. Ce ne sera pas là une
recherche vaine, puisqu'il est démontré qu'un système
nerveux débile par hérédité ou épuisé par des maladies toxi-infectieuses réagit beaucoup plus qu'un sys-

tème nerveux sain. Chez ces prédisposés, la tétanie trouvera un terrain tout prêt à la recevoir ; et brusquement, à l'occasion d'une infection quelconque, ou d'une intoxication digestive, elle revêtira d'emblée le masque pseudo-tétanique.

Dans notre observation V, il s'agit d'un jeune garçon appartenant à une famille de névropathes dans laquelle quatre enfants sont morts de convulsions ; le petit malade lui-même est nerveux.

Mêmes remarques pour notre observation VII.

Dans l'observation IV, on relève une fièvre typhoïde survenue l'année précédente.

Le malade de Trousseau (observation VI), est un alcoolique.

Enfin dans les observations VIII, IX, X, le pseudo-tétanos est survenu au cours d'une scarlatine, d'une grippe, de la diphtérie.

La coexistence d'antécédents nerveux, et l'apparition des contractures au cours ou à la suite d'une maladie infectieuse, doivent donc faire penser à la possibilité d'un cas de pseudo-tétanos.

On peut tirer aussi quelques indications du début de la contracture. C'est ainsi que le pseudo-tétanos débute généralement par une sensation de raideur dans les membres inférieurs. C'est le cas pour nos observations VIII et IX. Dans l'observation V, l'enfant est pris d'une douleur, qui, partant des genoux remonte à l'épigastre, puis il tombe à terre contracturé sans pousser un cri.

Dans l'observation VII de Cesare Cataneo, l'enfant
après quelques pas, fait également une chute.

Almer Alois (obs. III) se plaint d'abord de douleurs
en ouvrant la bouche ; 2 jours. après les membres inférieurs se prennent, et de là, la raideur remonte pour
se généraliser à tout le corps.

Dans l'observation IV, le début a lieu par de la raideur de la tête, mais le lendemain les membres inférieurs sont pris.

Ce n'est donc qu'exceptionnellement que la raideur
débute par la tête et le cou dans le pseudo-tétanos du
deuxième âge, c'est au contraire la règle dans le tétanos
vrai.

La marche de la contracture nous fournira peu de
renseignements. Il semble cependant que dans le pseudo-
tétanos, la raideur se propage plutôt de bas en haut, et
envahit successivement le tronc, la nuque, la face.
Dans le tétanos au contraire, après le trismus et la raideur des muscles du cou, les contractures s'étendent
aux muscles du pharynx, le tronc se prend ensuite et
les extrémités ne se prennent qu'en dernier lieu.

Dans les observations III, IV, VII, VIII et IX, nous
avons noté une intégrité relative des membres supérieurs ; la contracture (obs. V) épargnait seuls les membres supérieurs. Donc, quand on se trouvera en présence d'un cas de contracture intense et généralisée à tout le corps, la mobilité des membres supérieurs
pourra faire penser au pseudo-tétanos.

Le trismus, la raideur de la nuque sont ordinairement les phénomènes initiaux du tétanos vrai ; mais

le pseudo-tétanos, quoique plus rarement il est vrai, peut aussi débuter par là. Nous avons relevé ce début dans les observations III et IV.

L'intensité de la contracture semble avoir une plus grande valeur diagnostique. C'est ainsi que dans le tétanos vrai le trismus est généralement plus intense, la dysphagie plus constante.

Cesare Cataneo (obs. VII), Kuhn (obs. VIII) ont bien signalé une contraction violente des mâchoires, mais dans la majorité des cas « le malade peut répondre aux questions qu'on lui pose » (obs. VI) ; « il peut ouvrir la bouche et manger » (obs. III et IV) ; « il peut ingérer des liquides » (obs. IX); enfin dans l'observation V, « malgré la dureté des masséters, et le trismus évident qui gêne la déglutition, le petit malade peut écarter les dents de 2 centimètres environ. »

La possibilité de vaincre sans trop de peine les contractures, les rémissions plus ou moins longues observées dans l'intervalle des paroxysmes plaident encore en faveur du pseudo-tétanos. De plus le faciès du pseudo-tétanique avec son air de « bouderie » ou de « fatigue dérangée », diffère bien un peu de la physionomie étrange du tétanique, qui a mérité le nom de rire sardonique ou cynique.

Signalons encore l'intégrité de la température, tout au moins dans l'intervalle des accès, dans la tétanie ; tandis que dans le tétanos, la température est généralement au-dessus de la normale.

Enfin l'évolution, la terminaison de la maladie viendront confirmer le diagnostic.

Dans le pseudo-tétanos on assiste à la marche envahissante des contractures, à leur summum, puis on les voit décroître, et après une durée variable de trois à six semaines la maladie se termine par la guérison. Dans le tétanos vrai au contraire, il n'est que trop fréquent de voir les phénomènes morbides s'accroître et redoubler d'intensité jusqu'à la mort.

Il est évident qu'un examen complet peut seul mettre à l'abri d'une erreur de diagnostic ; on n'oubliera donc pas de faire un examen soigneux de tout le corps du petit malade. On évitera ainsi de laisser passer inaperçue une plaie récente ou en voie de cicatrisation, dont la constatation peut avoir une grande valeur ; elle n'aura cependant de valeur absolue que quand l'examen bactériologique aura décelé le bacille de Nicolaïer.

C'est ainsi que dans le cas rapporté par Cesare Cataneo (obs. VII), on avait constaté l'existence, au pied de l'enfant, d'une blessure relativement récente. On fit le diagnostic de tétanos et on pensa que la plaie avait été la porte d'entrée du virus tétanique. Il s'agissait en réalité d'un pseudo-tétanos et l'enfant guérit.

De même dans l'observation X l'enfant présentait une ulcération buccale ; en présence des phénomènes tétaniques, on pensa que c'était là la porte d'entrée du bacille de Nicolaïer. L'examen bactériologique permit seul à Bagynsky de rectifier son diagnostic. On ne trouva en effet aucun bacille tétanigène, mais des bacilles de Lœffler. Il s'agissait donc d'un pseudo-tétanos observé au cours d'une diphtérie.

C'est à dessein que nous voulons signaler maintenant

deux cas observés, l'un par V. Dinshaw et l'autre par le docteur A. Paciotti.

Le cas de V. Dinshaw (1) a été publié par lui sous le nom de « tétanos succédant à une otorrhée avec complication de pneumonie, guérison par le chloral. »

Le voici :

Il s'agit d'une fille de 13 ans, traitée depuis quinze jours pour une otorrhée ; l'écoulement s'arrête tout à coup, et l'enfant présente du trismus, des spasmes, de la dypsnée.

Le médecin n'est appelé que onze jours après, alors que les symptômes tétaniques étaient au maximum. On la traite par le chanvre indien (X gouttes toutes les 4 heures), le bromure d'ammonium, le chloral.

En deux jours la rigidité disparaît aux membres et le trismus cède vers le dix-huitième jour.

Le 19e jour un lavement ramène des scybales. Pendant la nuit, toux pénible, début de pneumonie.

Le 26e jour, état grave avec inconscience, extrémités froides, collapsus.

Enfin l'enfant guérit.

Voici maintenant le cas publié par Paciotti (2).

Garçon de 11 ans ; à partir du 14 septembre malaise général les jours suivants, gêne dans les mouvements de la langue et des mâchoires, troubles de la phonation, de la mastication et

(1) V. Dinshaw, « Tetanus supervening otorrhaea and complicated by pneumonia, recovery under chloral. » (Indian medical Record, 28 février 1900, et Archives de médecine des enfants, 1900, p. 555).

(2) A. Paciotti, « Un caso di tetano trattato col metodo Bacelli. » (Gaz. degli osp. e delle clin., 10 décembre 1899, et Arch. méd. des enfants, p. 556, 1900.)

de la déglutition. Gêne dans les mouvements de la tête, douleur à la nuque. Puis accès convulsifs, rigidité du corps et de la face ; on a compté sept accès dans un jour.

Opisthotonos, trismus, la bouche ne peut être ouverte, la langue ne peut être tirée.

Pas trace de plaie. On accuse le refroidissement.

T. 37°6 ; P. 120.

Repos absolu, silence, diète liquide, lavements de chloral.

Le lendemain, injection de 1 centimètre cube de solution phéniquée à 3 0/0, répétée deux autres fois dans la journée.

Le lendemain injection de 4 cent. c.

Pendant trois autres jours, mêmes doses.

Les accès vont en diminuant. On abaisse alors à 3 cent. c., puis à 2 cent. c. pendant trois jours et on cesse le traitement.

Guérison. *Mais ce tétanos, où fut sa porte d'entrée ?*

Il faut avouer que l'observation de V. Dinshaw ressemble singulièrement à celle que M. Louis Guinon rapporta dans sa communication à la Société d'obstétrique, de gynécologie et de pédiatrie de Paris (observation V). Ne s'agit-il pas là d'un pseudo-tétanos succédant à une otite, au lieu d'un tétanos vrai ?

De même pour le cas du docteur A. Paciotti. On ne trouve *pas trace de plaie*, mais alors ce tétanos, où fut sa porte d'entrée ?

On accusa le refroidissement ; et l'auteur conclut :

« Il s'agit d'un cas de *tétanos médical*, dont la curabi-« lité est plus grande que le tétanos chirurgical. »

Mais, et c'est là où nous voulions en arriver, ces cas de *tétanos médical, curables*, ne sont-ils pas des *tétanies méconnues ?*

Observations

OBSERVATION III

(Escherich, *Traité des maladies de l'Enfance* de
Grancher, Comby et Marfan, t. iv, p. 768.)

Almer Alois, âgé de 9 ans, sans antécédents héréditaires ni
personnels, n'ayant jamais subi de traumatisme.

Le 5 juin 1896, il se plaint de douleurs qu'il éprouve quand
il ouvre la bouche, mais pendant deux jours encore il va à
l'école jusqu'à ce qu'il en soit empêché par une raideur des
membres inférieurs. Cette raideur envahit rapidement tout le
corps, et l'enfant entre à l'hôpital le 10 juin, cinq jours après
le début des accidents.

Le malade est couché immobile, étendu, le dos raide. Les
muscles de la face sont envahis par des contractures toniques,
les arcades dentaires serrées l'une contre l'autre, la tête fléchie
en arrière.

Le dos et les membres inférieurs sont raides, les orteils en
flexion plantaire, les bras collés contre le thorax. Les mouvements actifs des mains sont encore possibles dans une certaine
mesure.

Quand on parvient à vaincre la résistance des membres contracturés, ceux-ci reprennent lentement la position qu'ils avaient
avant.

Par moments les contractures diminuent un peu, de sorte
que le malade peut s'asseoir pour manger, et peut ouvrir la
bouche ; par moments, quand on examine le malade, quand on
le déshabille ou quand il est excité, les contractures deviennent
plus intenses.

La connaissance est entièrement conservée.

Le malade se plaint par moments de tiraillements douloureux, mais autrement il est de bonne humeur.

Il existe des sueurs profuses.

Les affusions froides et la faradisation ne donnent aucun résultat.

Les contractures disparaissent spontanément, et cette disparition se fait de haut en bas.

Le 20 juin, le malade peut s'asseoir librement.

Le 25, il peut, au commandement, fléchir et étendre ses jambes ; toutefois au moment de sa sortie, le 12 juillet, les jambes présentent encore un peu de raideur quand l'enfant marche.

OBSERVATION IV

Escherich, *Ein weiterer Fall von Pseudotetanus.*

(Wien. klinisch. Rundschau, n° 49, 4 décembre 1898, et Louis Guinon, comptes rendus de la Société d'Obstétrique, de Gynécologie et de Pédiatrie de Paris, séance du 1er décembre 1899).

Sanetti S..., âgée de 5 ans, sans antécédents héréditaires, a eu l'année précédente une fièvre typhoïde.

Le 10 juillet 1898, elle présente de la raideur de la tête, qui s'étend le lendemain au dos et aux membres inférieurs. Vomissements de matières brunes.

Le troisième jour l'enfant ne peut ouvrir la bouche, et elle est conduite à l'hôpital.

A l'examen, le 12 juillet 1898, elle présente tout le tableau du tétanos traumatique : l'enfant gît immobile comme une statue, sur le lit, la nuque, le dos et les jambes contracturés. Les muscles de la face sont contractés, les arcades alvéolaires appliquées l'une contre l'autre, les pieds violemment portés en

varus équin ; les bras, seuls, peuvent exécuter quelques mouvements volontaires, mais lents et très limités.

Cet état est interrompu par des pauses pendant lesquelles
on peut asseoir et nourrir l'enfant, et qui lui permettent d'é-
carter et de fléchir les jambes. Ces pauses vont en diminuant
et les paroxysmes de contracture vont en augmentant ; ils apparaissent spontanément ou sous l'influence d'une excitation
psychique ou d'une friction sur les muscles du dos. La physionomie grimace comme celle d'une personne aveuglée par un
vif soleil.

Au moment des paroxysmes la nuque et le dos se contractent
violemment, et l'enfant ne touche le sol que par le vertex et la
plante des pieds, simulant de tout point l'arc de cercle hystérique.

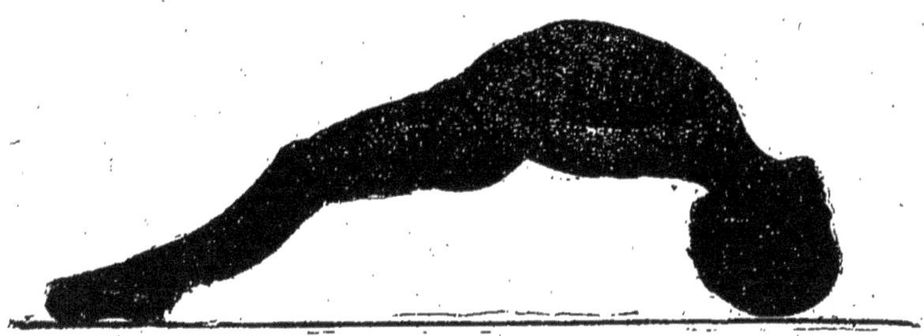

Les bras sont fortement serrés contre le tronc, les avant-bras
sont fléchis ou étendus, les doigts n'ont pas l'attitude de la tétanie. Les muscles de tout le corps sont durs comme du marbre et forment des bourrelets sous la peau couverte d'une sueur
froide et abondante.

La malade se couche, de préférence sur le ventre ou le côté ;
elle trouve agréable qu'on lui étende passivement les muscles
contractés.

Ces accès duraient de quelques minutes à plusieurs heures et étaient aggravés par l'apparition de contractions du diaphragme et des muscles de la respiration. La respiration, irrégulière, hésitante, s'arrêtait tout à fait, tantôt à la phase d'inspiration, tantôt à l'expiration, sans qu'on entendît rien qui puisse faire penser à du laryngospasme. A ce moment, l'enfant se cyanosait, les lèvres et les paupières se coloraient en bleu foncé, les yeux sortaient de l'orbite, jusqu'à ce que, sous l'influence de la narcose carbonique, la convulsion cessât et la respiration reprît, ou qu'elle fût provoquée par les mouvements artificiels.

Au summum de la maladie, du 14 au 24 juillet, ces accès furent presque continus. L'enfant n'avait presque aucun repos pendant la nuit. Pendant cette grave période, on ne pouvait introduire les aliments et les boissons que par la sonde ; encore n'était-ce que très difficilement et insuffisamment.

A partir du 24 juillet, les contractures et les accès diminuèrent, ce qui permit de nourrir la malade à la cuillère.

Le 1er août, le corps fut, par moments, tout à fait flasque, les pieds seuls restaient raides et étendus ; çà et là cependant l'exploration provoquait des contractions.

Le 5 août, la malade mange seule pour la première fois ; elle peut remuer les pieds au commandement.

Le 20 août, elle marche et se tient comme un enfant normal.

La maladie fut entièrement apyrétique, sans altérations des fonctions végétatives. Intelligence intacte. L'enfant parlait avec effort et d'une voix entrecoupée. Par moments, la contracture semblait envahir le pharynx. La contracture de la face empêcha de provoquer le phénomène du facial ; on ne put déceler le phénomène de Trousseau.

L'excitabilité électrique pendant les périodes de calme n'était pas augmentée ; l'excitabilité musculaire était, au contraire, très exagérée.

Les réflexes cutanés et tendineux étaient augmentés. L'enfant se plaignait seulement de quelques douleurs de la nuque au moment des accès.

On donna de l'antispasmine à doses de 0,30 centigrammes sans effet ; puis du bromure de potassium à doses de 4 à 5 grammes par jour ; il parut donner un peu de calme.

Les lavements de chloral donnèrent de bons résultats, mais l'effet en fut court, et aucun médicament ne parut modifier la marche de la maladie.

Observation V

(L. Guinon, Extrait des comptes rendus des séances de la Société d'obstétrique, de gynécologie et de pédiatrie de Paris. Séance du 1er décembre 1899.)

Le jeune V... Jules, âgé de quatre ans et demi, a un père très nerveux. La mère, bien portante, a eu onze enfants ,dont quatre sont morts de convulsions entre neuf et dix mois. Cinq sont nés avant terme au cinquième ou sixième mois de la grossesse. Il n'en reste donc que deux : notre malade et une sœur très nerveuse.

Cet enfant n'a jamais eu jusqu'à présent de maladie sérieuse, mais on l'a toujours vu très nerveux ; il est intelligent.

Le 6 septembre, en sortant d'un bain chaud, il fut pris d'un malaise inattendu que la mère caractérise de « crise nerveuse » ; il éprouva une douleur qui, partant des genoux, remontait à l'épigastre (?), puis il tomba à terre, contracturé, sans pousser de cris ; il eut quelques mouvements convulsifs,

puis resta hébété, respirant bruyamment. On le coucha et l'en.
fant se plaignit de douleurs dans les jambes.

Pendant trois jours, il resta mal en train, mais sans nouvel
accès, ce qui permit de le lever ; mais le 9 septembre, il en eut
trois successifs ; dans l'un d'eux, il s'est mordu la langue ;
dans un autre, il est tombé sur le nez et il en garde une ecchy-
mose. Il tombe tantôt en avant, tantôt en arrière. L'accès dure
environ cinq minutes et pendant ce temps, malgré son malaise,
l'enfant continue à parler.

Il entre le 10 septembre dans mon service.

Dans la nuit, il a une attaque de contracture généralisée au
cou, au tronc, aux membres inférieurs, mais qui a respecté les
membres supérieurs.

11 septembre. — L'enfant est couché sur le dos, immobile,
l'aspect hostile, craignant mon examen et tentant d'y échapper.
Il s'explique mal sur le malaise qu'il éprouve, mais il se plaint
de souffrir du ventre et des genoux.

Je suis frappé par l'immobilité des traits ; la bouche est ré-
trécie, les mâchoires sont fortement serrées, ce qui gêne la
déglutition ; il peut cependant écarter les dents de 2 centimètres environ ; les masséters sont durs, le trismus est évident.

Le ventre est dur, les muscles abdominaux contracturés
rendent la palpation impossible.

Pendant la visite, le cou, les membres et même les muscles
du tronc (excepté ceux du ventre) conservent une certaine sou-
plesse, si on les explore avec prudence ; l'enfant peut même
s'asseoir et boire avec lenteur.

Il répond bien à mes questions, il a toute son intelligence.

Température normale. Pouls un peu accéléré.

Le 12, l'enfant paraît plus inquiet, il pleure fréquemment ;
quand on le regarde de loin, il est relativement calme, mais si
on le touche ou si on veut l'asseoir, tous les muscles du tronc,
des membres, de la face même se contracturent.

Pas de rétention d'urines ni des matières.

Le 13, après une nuit calme, la contracture paraît avoir diminué; l'enfant est moins triste. Cependant la physionomie a un aspect très particulier, les paupières sont à moitié fermées, comme si l'enfant clignait des yeux, et cette attitude est fixe quoi que fasse le malade ; le sillon naso-génien est plus marqué et les lèvres sont rapprochées et saillantes, simulant le bec de carpe. Le trismus persiste. On peut asseoir l'enfant, bien que ce mouvement lui soit désagréable et lui arrache des larmes.

Les mains et les pieds *ont une attitude normale* et ont toute leur mobilité.

La température s'élève un peu. Matin, 38° ; soir, 37°8.

Le 15 septembre, l'excitabilité augmente ; mais aussitôt qu'on parle à l'enfaut et surtout qu'on l'examine, les contractures s'exagèrent.

La nuque et le dos sont d'une raideur absolue, et si l'on veut asseoir l'enfant, on le soulève d'une seule pièce. C'est un opisthotonos des plus nets. Si on veut fléchir les jambes, tout le membre se raidit, et la contracture s'étend rapidement à tout le corps et la face se congestionne. Cependant, à certains moments, la flexion de la cuisse sur le ventre peut être faite avec modération, sans entraîner de raideur.

Dans les accès provoqués, les orteils se mettent en extension forcée. La main, qui a, comme les jours précédents, une attitude normale, se contracte violemment en flexion sur le verre quand l'enfant veut boire. Enfin, la verge est en érection continuelle.

L'influence psychique est indiscutable sur tous ces accidents, car ils apparaissent au maximum quand je pratique l'examen ; ils sont beaucoup moindres quand l'infirmière soigne ou touche l'enfant, et on remarque que l'enfant s'assied facilement seul quand ses parents viennent le voir.

Le 16 septembre, le trismus a augmenté, et la température a monté dans la soirée d'hier à 39°4, ce que j'attribue à la fatigue provoquée par la visite des parents.

Dans la soirée, crise violente, l'enfant a crié et s'est raidi en travers de son lit, la tête tournée à droite ; elle n'a duré que cinq minutes et l'enfant s'est endormi.

Le 17. — Aussi, ce matin, les contractures ont augmenté, la tête est fortement inclinée à droite, et il faut beaucoup d'efforts et de pleurs pour que l'enfant la redresse ; le moindre contact provoque la raideur générale et des sanglots.

La température est retombée à la normale.

Le 20. — Cet état d'excitation n'a pas duré, car aujourd'hui l'enfant est plus souple ; il s'assied seul et fait tous les mouvements demandés par les personnes qui lui sont sympathiques.

L'érection n'est plus continue. Il boit facilement, le trismus lui-même et la contraction du ventre (symptômes les plus fixes) ont beaucoup diminué.

Cependant, depuis le 18 la fièvre a reparu.

Le 18, M., 37°4 ; S., 39°4.

Le 19, M., 38°2 ; S., 39°.

Le 20, M., 38°3 ; S., 38°8.

Je cherche vainement la cause de cette température.

Le 22, un écoulement de l'oreille droite vient en donner la raison.

Le 23, la température tombe et l'amélioration s'accentue, bien qu'on retrouve des traces de trismus et de contraction abdominale.

Le 24, les narines donnent écoulement à un liquide puriforme.

Le 26, l'enfant reprend son aspect normal, il se nourrit et reste assis sur son lit.

Puis l'enfant revient à la santé, mais quand il quitte le service, le 6 octobre, il y a de l'incontinence d'urine et des matières.

Rentré dans sa famille, il eut encore pendant huit jours des douleurs de ventre (probablement dans les muscles de la paroi). Quand il essaya de marcher, il eut de nouveau quelque raideur dans les jambes.

Il gardait encore l'incontinence d'urine un mois après sa sortie de l'hôpital.

OBSERVATION VI

(Trousseau. — *Clinique médicale de l'Hôtel-Dieu,*
art. « *Tétanie* », t. II, p. 212.)

Au mois de décembre 1856, M. Lasègue se trouvant à la préfecture de police, fut consulté pour un malade que l'on croyait atteint d'épilepsie. C'était un jeune homme de dix-huit ans ; on l'avait trouvé le matin, couché dans la rue, où il avait passé la nuit en état d'ivresse ; tous ses muscles paraissaient violemment contracturés ; il était raide comme une barre de fer ; mais il avait toute sa connaissance, et, bien que sa parole fût considérablement gênée, en raison du resserrement des mâchoires qu'il ne pouvait ouvrir, le malade répondait nettement aux questions qu'on lui adressait et se plaignait de beaucoup souffrir.

La persistance de cette convulsion tonique générale, la conservation de l'intelligence excluaient tout d'abord l'idée de mal comitial. La forme des accidents, celle surtout qu'il savaient revêtue aux extrémités supérieures permirent à M. Lasègue de poser immédiatement son diagnostic.

Les accès intermittents laissaient entre eux de très courts intervalles. Tous les muscles, aussi bien ceux du tronc que ceux de la région cervicale, que ceux des membres, semblaient frappés simultanément, et dans l'impossibilité où il était de faire des mouvements, le malade tombait par terre dans un état de raideur tétanique. Les contractures étaient très douloureuses et au bout de quelques instants survenait une gêne de la respiration causée par la convulsion tonique des muscles de la poitrine, de l'abdomen et du diaphragme ; le larynx n'était pas épargné. La face devenait rouge, les lèvres violettes, les veines se tuméfiaient, et pendant cet accès de dyspnée épouvantable, accompagné d'engouement pulmonaire, comme dans l'épilepsie ou pour mieux dire dans le tétanos, on pouvait craindre la suffocation.

Observation VII

(Cesare Cataneo, *la Pediatria*, septembre 1898, p. 282, rapportée par M. L. Guinon dans sa communication à la Société d'obstétrique, de gynécologie et de pédiatrie de Paris. Séance du 1er décembre 1899.)

Un caso di pseudotetano d'Escherich.

Giacomo Pez, sept ans.

Mère robuste, père jardinier, prompt à la colère, impressionnable ; lui et ses frères sont extraordinairement susceptibles. Une sœur du père a été enfermée dans un asile. La grand'mère maternelle a eu la pellagre et a fait une tentative de suicide. Une sœur de l'enfant est frêle et lymphatique.

Nourri au sein, et de bonne heure à la bouillie. Dentition et marche à l'époque normale. Quelques entérites de courte durée, vers intestinaux à plusieurs reprises. C'est un grand mangeur de pain, de soupe et de fruits : il est violent, impulsif ; à l'état de santé il n'a pas de réflexe conjonctival ; le réflexe pharyngien est très minime, le réflexe patellaire intense.

Le 21 mai, un oncle de l'enfant le rencontre et l'invite à le suivre. Après quelques pas, en se retournant pour voir si l'enfant le suivait, il l'aperçut étendu à terre. Il courut pour le soulever et remarqua qu'il était raide, « tout d'une pièce », qu'il avait les dents extrêmement serrées, que de l'écume sortait de la bouche et qu'il faisait entendre une faible plainte.

Porté à l'hôpital local, on pensa à une éclampsie par troubles gastro-intestinaux et on prescrivit du calomel. Le jour suivant le médecin, appelé à la maison, apprit que l'enfant avait rendu des lombrics.

Le malade était couché sur le dos, en état de contraction générale ; le trismus était si accentué qu'il était impossible de desserrer les arcades dentaires ; les membres supérieurs un peu contractés, les inférieurs rigides et écartés ; les bulbes oculaires portés en haut, les paupières mi-closes ; les commissures labiales tirées ; opisthotonos à courts intervalles.

La respiration était très fréquente et superficielle, plus de 100 à la minute ; pouls, 160. Pas de fièvre, ni vomissements, ni céphalée, ni photophobie ; l'enfant se plaignait particulièrement de douleurs à la nuque.

Embonpoint moyen, musculature bien développée, aucune trace de rachitisme, ganglions au cou et aux aines ; peau et muqueuses de coloration normale.

La tête est portée en arrière par la contracture de la nuque. A la face, violente contracture des masséters. Rien aux yeux, ni aux oreilles, ni au nez, ni à la bouche ; dentition saine, rien à la gorge ; langue sale, léger catarrhe bronchique ; rien d'anormal au cœur. Ventre gros, tympanisé. Foie et rate normaux. Membres supérieurs en légère flexion, mains serrées en forme de poing ; ne sont pas en position obstétricale ; membres inférieurs rigides, écartés ; la flexion passive du genou est doulou-reuse et difficile ; pieds en extension forcée.

Réflexes : conjonctival nul, pupillaire bon, pharyngien minime ; le réflexe facial et le rotulien ne peuvent être révélés à cause de la contracture ; réflexe cutané très développé. La pression des faisceaux vasculo-nerveux des membres supérieurs ne donne pas la position caractéristique de la main tétanique ; sur les membres, elle produit une légère secousse.

Impossible d'apprécier la sensibilité à la douleur, parce que le malade se plaint aussitôt qu'on l'examine. Organes des sens normaux. Conscience intacte ; sphincters normaux. On n'a pas exploré l'excitabilité électrique des muscles et des nerfs.

Urine acide ; rien de particulier.

Les parents disent que depuis huit jours l'enfant était somnolent, dégoûté, un peu déprimé.

Le médecin traitant, qui avait vu plusieurs cas de tétanos, fit des recherches en ce sens : il apprit qu'un mois avant l'enfant s'était fait avec un morceau de verre, au talon, une petite plaie de deux centimètres de long dont personne ne s'était préoccupé ; la mère lui avait bandé le pied et fait porter des chaussures.

Après une vingtaine de jours, l'enfant se plaignit de douleurs au pied, et la mère remarqua autour de la blessure une auréole rouge : elle appliqua un cataplasme de graine de lin, et au bout de vingt-quatre heures il sortit de la blessure un peu de pus.

En examinant le pied, on constata une cicatrisation complète. Cela fit penser au médecin que la plaie avait pu être la porte d'entrée d'une infection tétanique. On avait observé plusieurs cas de tétanos traumatique chez des cultivateurs des environs.

Aussi, commença-t-il le second jour des injections d'acide phénique par la méthode de Bacelli, des lavements de bromure de potassium et de chloral.

Pendant six jours, l'état se maintint invariable ; le trismus, l'opisthotonos, les contractures persistaient ; la dyspnée, bien que diminuée (80 respirations à la minute), était encore forte ; le pouls très fréquent (150 à 160).

La température du quatrième jour monta rapidement à 40°3. et se maintint à cette hauteur avec de légères oscillations pendant plusieurs jours.

L'enfant eut pendant les premiers jours de rares garderobes, puis plus rien. Du reste, intelligence toujours libre, pas de photophobie ; les bruits augmentaient les spasmes de la nuque et du cou. Les lavements de bromure et chloral lui donnaient du calme pendant quelques heures et atténuaient les contractures. Au huitième jour, le trismus diminua un peu. Sur la demande du père, on dut suspendre les injections,et comme il n'y avait pas eu de garde-robes depuis quelques jours, on administra une forte dose d'huile de ricin ; les selles, extrêmement fétides,qui suivirent dans la nuit contenaient une grande quantité d'helminthes, ascarides et oxyures, et sentaient très mauvais ; les ascarides étaient au nombre d'une cinquantaine et les oxyures innombrables formaient des amas gros comme une noix. Dès ce moment l'enfant s'améliora rapidement. Le trismus et les contractures des membres disparurent ; il restait un peu de raideur à la nuque, mais les mouvements passifs de la tête étaient plus faciles : la température descendit immédiatement à 38°, le pouls à 120 et la respiration à 50 ; l'enfant put facilement se nourrir ; les urines étaient normales.

Les jours suivants, tous les phénomènes tétaniformes disparurent ; la température remonta à 38° ; après avoir examiné l'enfant avec beaucoup de difficulté parce qu'il était devenu très impatient, on put constater l'existence d'un foyer de broncho-pneumonie à droite. Celle-ci eut une évolution longue et grave, mais elle guérit complètement.

OBSERVATION VIII

Un cas de tétanie au cours de la scarlatine.

Kühn, Berlin. klin. Wochenschr. 1899, n° 39, p. 855 ;
rapportée par L. Guinon.

Il s'agit d'un garçon de quatre ans et demi qui fut pris brusquement d'une raideur des membres inférieurs à tel point qu'il ne pouvait plus faire un pas et a été obligé de s'aliter. Dans la nuit il aurait eu de la fièvre, en même temps que la raideur s'est étendue à tout le corps, si bien que par moment l'enfant, d'après les parents, paraissait être d'une seule pièce.

Lorsque cinq jours plus tard l'auteur vit le malade, il le trouva dans l'état suivant :

Il existait tout d'abord du trismus tellement accentué qu'il était impossible d'introduire le doigt entre les mâchoires. La raideur de la nuque était extrême et la tête, fléchie en arrière et un peu à droite, était complètement immobilisée ; un léger degré d'opisthotonos, une raideur des muscles extenseurs des jambes, une contracture des muscles de l'épaule et des fléchisseurs des membres supérieurs, complétaient le tableau.

L'enfant gardait toute sa connaissance, et malgré ces contractures était occupé à s'amuser avec ses jouets. La température était normale (37°5), le pouls à 105. Une éruption de scarlatine en train de pâlir, occupait la face, les membres et le tronc.

Lorsque l'enfant restait au repos, le trismus et la raideur de la nuque gardaient leurs caractères, mais la raideur du tronc et des membres devenait moins accentuée. La moindre tentative de mouvement passif d'un membre, la compression d'un nerf, le tapotement d'un muscle, provoquaient de suite une contracture tétanique qui s'étendait au loin. Le signe de Trousseau, celui de Chvosteck étaient très nets.

L'absence de toute cicatrice récente permit d'éliminer l'idée de tétanos, qui se présentait la première à l'esprit. On a pu également établir qu'il ne s'agissait pas d'un empoisonnement. L'auteur s'arrêta donc au diagnostic de tétanie.

Cet état, interrompu par moments par des accès de convulsions toniques géneralisées avec opisthotonos extrême, a persisté sans modifications pendant trois jours.

Dans la suite, on vit diminuer la raideur des membres supérieurs, puis des membres inférieurs, puis au sixième jour celle de la nuque. Mais à ce moment encore, les tentatives de marche provoquaient des convulsions toniques généralisées avec strabisme. Au neuvième jour, la compression des nerfs provoquait seulement une raideur dans les muscles correspondants, mais sans tétanie généralisée.

L'enfant quitta l'hôpital au onzième jour, en gardant du trismus et un certain degré de raideur des muscles. D'après les renseignements qui parvinrent à l'auteur, la raideur disparut progressivement, et ce n'est qu'au bout de six semaines que l'enfant a pu ouvrir et fermer la bouche à volonté.

OBSERVATION IX

R. Gomez. *Tetania di influenza.*
Riforma medica, 1900, vol. i, n° 18, p. 207.

Le malade était un petit garçon de 7 ans, qui fut pris de grippe après que tous les membres de sa famille en eurent été atteints. Il eut de la fièvre, du coryza, des douleurs dans les muscles abdominaux, et, dès le lendemain, les douleurs se firent générales, intenses surtout aux membres inférieurs, où les muscles commencèrent à se contracturer et à dessiner leur relief sous les téguments.

Lorsque le petit malade fut amené à l'hôpital, cinq jours plus tard, on constata de la fièvre (38°). L'examen des organes thoraciques et abdominaux était empéché par les contractures ; d'ailleurs, il n'existait pas de phénomènes pouvant faire penser à des lésions importantes de ces organes.

Les contractures dominaient la scène : les muscles du thorax, du dos, de l'abdomen, des membres inférieurs, étaient fortement contracturés et faisaient saillie sous la peau ; ceux des membres supérieurs étaient moins contracturés, mais si l'on cherchait à étendre le bras, la contracture s'exagérait et le bras étendu demeurait rigide. Rigidité de la nuque,

Légère contracture des muscles de la face ; commissure labiale gauche un peu tirée en haut (aspect sardonique). Il existait un peu de trismus, de telle sorte que le malade ne pouvait ingérer que des liquides. et lentement. En frappant au marteau percuteur la région de l'angle externe de l'orbite, de.

vives contractions des muscles de la face se dessinaient immédiatement (signe de Weiss-Chvosteck ou du facial).

Réflexes tendineux exagérés ; pas de clonus ; hyperexcitabilité galvanique et faradique (phénomène de Erb). Le malade
était absolument incapable de se lever ; il souffrait de partout et
surtout des muscles contracturés.

Le diagnostic de tétanie grippale étant porté, on essaya
d'abord le chloral, l'antisepsie intestinale, les bains chauds,
cela absolument sans résultat (cinq jours). Alors un traitement
méthodique par le lavage du sang fut institué ; le petit malade
reçut tous les jours 200 ou 300 grammes de solution physiologique sous la peau ; en même temps, boissons alcalines, lavements salés ; régime surtout liquide. Avec ce traitement, une
amélioration apparut presque de suite, et, au bout d'un mois,
l'enfant était guéri.

OBSERVATION X

Symptômes du tétanos dans la diphtérie.

Bagynsky, communication faite le 21 décembre 1892 à
la Société de médecine interne de Berlin. Berliner klinische Wochenschrift, p. 206 ; rapportée par F. Brunet. Thèse de Bordeaux, 1901, p. 119.

Henri Neumann. âgé de quatre ans et neuf mois, est envoyé
à l'hôpital, le 30 mai.

J'étais juste à ce moment-là dans la salle de garde, et ma
première impression, en voyant la malpropreté qui le recouvrait, l'état de raideur qu'il présentait et le trismus qui commençait à s'indiquer sur sa face. fut qu'il était atteint de tétanos.

Antécédents. — L'enfant était malade depuis quatre jours :
il commença par se plaindre sans aucun motif appréciable,
surtout d'une sensibilité spéciale à la mastication ; il pouvait à
peine ouvrir la bouche ; puis ses bras et ses jambes devinrent

raides ; il souffrait en même temps de douleurs abdominales. La déglutition n'était pas entravée ; selles régulières ; pas de vomissements.

État actuel. — Garçon robuste, bien constitué, visage bruni. Aucune lésion sur le corps. Si l'on cherchait à lui faire ouvrir la bouche on provoquait un accès qui se déroulait de la façon suivante :

Le visage devenait vultueux, jusqu'à prendre la coloration brun rouge ; la musculature des joues se contractait si violemment que la région massétérine faisait une forte saillie.

Les mâchoires, par ce fait, sont presque accolées l'une à l'autre ; la langue sort un peu. La respiration s'arrête un moment, et, au milieu des efforts, sort de la bouche du mucus et de la salive ; puis, au moment où la respiration reprend, quand s'effectue la première inspiration, il se fait un bruit dans le larynx absolument analogue à celui produit par la sténose de cet organe. Les yeux sont fixes, la commissure des lèvres est tirée et fait ainsi paraître la bouche plus large ; l'angle de cette commissure paraît plus aigu que normalement. La tête est renversée sur la nuque ; la musculature de cette région, ainsi que celle du dos, est contractée. Les extrémités supérieures sont en demi-flexion, les muscles sont durs et les articulations fixées dans cette attitude constante ; le pouce est rabattu dans la main ; celle-ci se trouve ramassée en poing. La musculature de l'abdomen est d'une dureté ligneuse. Les extrémités inférieures sont repliées sur le ventre, les articulations difficiles à remuer.

L'enfant a toute sa conscience. Pas de changement dans la pupille, les réactions à la lumière sont normales ; pas de lagophtalmus. Poumons, cœur, rate, foie intacts. Urines rares. Température normale. Pouls régulier (100).

Après une semblable attaque, l'enfant repose tranquillement, mais à la moindre excitation une crise nouvelle se reproduit.

A la première de ces crises, à la sortie de la langue, on remarqua sur son côté droit une ulcération profonde, irrégulière, qui était recouverte d'un enduit grisâtre. Haleine très fétide. Il est extrêmement difficile d'examiner la muqueuse de la bouche et du pharynx. Il existe en même temps une cyanose très intense due au spasme qui se produit au niveau du larynx, une contracture générale de la musculature qui, à certains moments, s'exagère sous forme d'accès.

Il devient très difficile de faire boire le malade, l'absorption de liquide provoquant des crises tétaniques. On remarque, dès la première heure d'observation, que lorsque le petit malade sort de son profond abattement, dans les moments où il n'a pas d'accès, il prend sur sa table le verre contenant du lait et le boit rapidement sans aucune gène.

On préleva une certaine quantité de la matière grisâtre qui se trouvait sur l'ulcération de la langue, on l'ensemença sur sérum ; on ne trouva pas de bacille de la diphtérie, mais des cocci. Disons qu'à cause du trismus, il était très difficile de prendre les mucosités dans l'arrière-fond de la cavité buccale.

D'après cet examen, on abandonna toute idée de diphtérie chez cet enfant et l'on n'intervint pas.

On comprend que l'on pouvait établir le diagnostic de trismus et, par suite de tétanos, en s'appuyant sur ce fait que le virus s'était sans doute introduit par une ulcération de la langue.

On traita l'enfant par quatre lavements d'hydrate de chloral par jour ; ceux-ci n'amenèrent d'ailleurs aucun résultat. Les contractures persistèrent.

La température s'éleva, le 3 juillet, à 39° ; le 4 juillet, à 39°6. A ce moment-là, M. Behring poursuivant ses travaux sur la sérothérapie, nous le priâmes de vouloir bien injecter son sérum à notre malade.

L'enfant reçut, le 4 juillet, à 11 heures du soir, 5 centimètres cubes de sérum antitétanique ; trois ou quatre heures plus tard, dans la nuit, 10 centimètres cubes.

Le 5 juillet, à 6 heures du matin, 32 centimètres cubes dans

les jambes, les bras et la nuque : à 8 heures du soir, 5 centimètres cubes.

Cette intervention n'eut aucune influence évidente. Le même
jour, en même temps que la température s'élevait. un exanthème scarlatiniforme apparut sur la peau. Il était impossible
d'examiner le pharynx de cet enfant, le trismus étant presque
constant, et même quand il n'existait pas, l'enfant redoutait
d'ouvrir la bouche ; une odeur gangréneuse s'exhalait de
celle-ci.

L'exanthème se développa de plus en plus, et, le 6 juillet,
il avait toutes les apparences de celui d'une scarlatine. Dans le
courant de cette même journée, une plaque rougeâtre, de la
grosseur d'une pièce de 2 francs environ, apparut sur la face
externe du genou gauche ; celui-ci, d'ailleurs, était tuméfié et
les mouvements de l'articulation douloureux.

La température se maintenait toujours élevée.

Le 7 juillet, au soir, la bouche est plus libre et se laisse plus
facilement ouvrir.

Le 8, pour la première fois, on constate une légère amélioration dans les symptômes tétaniques, mais il apparaît une forte
tuméfaction du genou droit.

L'exanthème continuant à se développer, je fais diriger ce
malade sur le pavillon des scarlatineux ; là, tandis que les
phénomènes inflammatoires au niveau du genou suivent une
marche ascendante, la coloration rouge scarlatiniforme se met
à pâlir.

Le 9, les symptômes tétaniques ont disparu ; la langue peut
être tirée, la bouche ouverte ; l'enfant peut prendre sa nourriture.

Le 10, se montre chez notre malade, qui jusque-là, à cause de
son tétanos, avait été maintenu complètement isolé, un phéno
mène surprenant : une ophtalmie diphtéritique pure, avec des
symptômes graves de chémosis, de tuméfaction des paupières,
se montrait.

Le pharynx, que l'on pouvait maintenant examiner, était

rouge, libre de fausses-membranes ; les amygdales tuméfiées, la luette infiltrée ; sur la muqueuse de la joue droite, correspondant au bord droit de la langue, on remarquait une surface profondément creusée, rougeâtre.

Pendant ce temps, les attaques de contracture tétanique s'espaçaient de plus en plus, et l'on ne remarquait que quelques contractions dans les bras et dans les jambes. Les régions infiltrées de l'articulation du genou gauche, du milieu de la hanche droite et du bras droit, tournaient à la purulence et devaient être incisées ; on constata que c'étaient de véritables phlegmons. Le pus fut soumis aux recherches microscopiques et bactériologiques, surtout au point de vue du tétanos : on en fit des inoculations à des souris, qui, aussi bien que les cultures, ne donnèrent aucun résultat.

Le 19, on ne constatait plus aucun phénomène tétanique.

Pendant ce temps, dans l'intérieur de la salle où Neumann avait été couché dès son entrée à l'hôpital, un garçon de quatre ans fut atteint d'une diphtérie non douteuse, tant par les symptômes qu'elle présenta que par les cultures pures qui montrèrent le bacille de Lœffler.

Le 13, le 17 et le 23, se produisirent d'autres cas de diphtérie, et cela dura tous les mois de juin et juillet. On dut désinfecter cette partie du bâtiment et l'épidémie ne cessa que fin juillet. Il est certain que la contagion ne peut être attribuée ni au personnel des infirmiers, ni au médecin, les services étant rigoureusement séparés.

Dans le pavillon de la scarlatine, où l'on avait ensuite conduit Neumann, le 16 juillet, un enfant atteint de scarlatine légère, et qui entrait dans la période de convalescence, présenta une angine diphtérique avec bacille de Lœffler nettement caractérisé. On ne peut non plus attribuer ce cas à aucune contagion venant de l'hôpital, le pavillon étant lui aussi rigoureusement isolé. Cette coïncidence entre la présence du jeune malade et les cas de contagion, et le développement chez lui d'ophtalmie diphtéritique, absolument inattendue, m'engagèrent à approfondir mes recherches.

Je priai M. le docteur Philip, chargé du pavillon des scarlatineux, de rechercher le bacille de la diphtérie dans les exsudats de la muqueuse du pharynx de Neumann. Cela réussit, puisque sur ce pharynx qui n'était plus rouge, sur les amygdales qui n'étaient plus tuméfiées, le 24 juillet, les tubes montrèrent le bacille de Lœffler d'une façon très nette, et que les animaux mis en expérience ne firent que confirmer ces résultats.

Il n'y avait plus maintenant aucun doute, l'enfant Neumann avait eu *la diphtérie avec des symptômes tétaniques* ; l'ulcération de la langue avait dû être primitivement diphtérique ; au début, on n'avait pas eu la chance de trouver les bacilles de la diphtérie, car les régions intéressées ne pouvaient être explorées à cause du trismus violent qui rapprochait les mâchoires ; le malade avait été la source d'une épidémie de diphtérie.

La gravité de l'affection diphtéritique du jeune Neumann fut en corrélation avec la gravité des symptômes morbides qu'il présenta dans la suite.

La fièvre se maintint élevée ; bientôt apparut une otite moyenne, ainsi qu'une adénite cervicale.

L'albumine se montra dans les urines.

Puis vint une paralysie double du moteur oculaire commun, bientôt accompagnée de celle du voile du palais. Dilatation du cœur avec arythmie et bruit de galop.

Les membres inférieurs se paralysèrent à leur tour, avec perte totale du réflexe patellaire.

Les musclés pharyngés devinrent eux-mêmes inertes, ce qui rendit nécessaire l'alimentation par la sonde du 8 au 30 août.

L'enfant était devenu très pâle, ce qui tint autant à l'absence du traitement qui ne fut pas assez tôt appliqué qu'aux incisions multiples qu'il fut obligé de subir au niveau de ses phlegmons Il semblait qu'on ne dût guère espérer sa guérison.

Ce ne fut qu'au commencement du mois de septembre, après l'amélioration des phénomènes paralytiques, la disparition de la fièvre, qu'une légère augmentation de poids fut constatée. Celle-ci s'accentua dans la suite, et dans l'espace d'une semaine, le poids s'accrut de deux livres.

La convalescence suivit son cours régulier, et, vers la fin du mois d'octobre, nous fûmes assez heureux pour le renvoyer complètement guéri, après une maladie de cinq mois.

DEUXIÈME PARTIE

TÉTANIE A FORME DE PSEUDO-TÉTANOS CHEZ LE NOUVEAU-NÉ

Le groupe des tétanos des nouveau-nés renferme certainement des manifestations morbides très différentes.

Il est des cas de trismus neonatorum, à l'abri de toute discussion ; ce sont ceux dans lesquels la présence du bacille de Nicolaïer a été constatée dans le pus ou la sérosité de la plaie ombilicale ou des tissus péri-ombilicaux, et dans lesquels l'inoculation des liquides de la plaie à la souris ou au cobaye ont reproduit le tétanos typique.

Tels sont les cas de Bagynsky (1), d'Escherich (2) et de W. Papiewski (3).

Les cas de tétanos chirurgical provoqués par la circoncision, ne peuvent non plus prêter à l'erreur.

(1) Bagynsky (Berlin. klin. Woch., 1891).
(2) Escherich (Wien. klin. Woch., 1893).
(3) W. Papiewski (Jahrb. f. Kinderheilk., 1893, T. 37, p. 39).

Il y en a d'autres, tels que le cas rapporté par Snowmann (*Brit. med. journ.*, 20 juillet 1895), où le tableau
clinique est si analogue au tétanos, qu'il ne laisse place
à aucun doute. Quoique la plaie ombilicale, examinée
avec soin au début de la maladie, ait paru normale, et
n'ait présenté aucune trace de suppuration, nous rele-
vons un facteur étiologique important en faveur du
tétanos. « La plaie avait été pansée, comme cela se fait
souvent dans les familles, avec la poudre de terre à
foulon qui, sans doute, contenait quelques spores du
bacille tétanigène. »

Dans ce groupe rentrent encore les nombreux cas de
« tetanos neonatorum », signalés par Calmette (de
Lille), au XIIIe Congrès International de médecine de
Paris, 1900. Dans nos colonies de l'Inde et de l'Indo-
Chine, au Sénégal, à Madagascar, à la Réunion, à la
Guyane, le trismus nascentium est la principale cause
de la mortalité de la population infantile. Dans ces
régions le pansement ombilical est fait avec de l'eau
chargée de vase.

Il faut attribuer aussi au tétanos des nouveau-nés, la
mortalité effroyable qui détruit littéralement la population de Vestmaneyar et plus encore celle de Saint-Kilda
(Docteur H. Labonne) (1).

Chez les Indiens et les Nègres, la fréquence du tétanos s'explique parce qu'on frotte la plaie ombilicale avec
des racines (Beumer).

(1) Docteur H. Labonne, explorateur. « Du tétanos des
nouveau-nés ». Notes de voyage dans le nord, 1889.

Par contre, dans nos pays, le tétanos des nouveau-nés devient de plus en plus rare.

Mais à côté de ces cas, caractérisés par le bacille de Nicolaïer, on a fait rentrer dans le groupe des trismus nascentium des états morbides relevant d'autres causes.

Déjà Parrot (1), dans une de ses leçons sur l'étiologie du trismus, estimait que la doctrine classique était trop exclusive ; il admettait le tétanos chez le nouveau-né, tel qu'on le rencontre aux autres périodes de la vie ; mais d'après lui, tous les cas de trismus des nouveau-nés n'étaient pas des variétés du tétanos, et les cas de tétanos vrai étaient infiniment plus rares que les cas de trismus liés au processus athrepsique, et il concluait en ces termes : « Je rattache le trismus des nouveau-nés à l'athrepsie, et je l'identifie aux troubles névropathiques, que souvent l'on observe à la dernière période de cette maladie. »

Parrot attribuait, dans la majorité des cas, ces accidents convulsifs à l'état urémique, engendré par l'altération de l'appareil rénal, qui ne peut plus jouer son rôle de filtre chez les enfants athrepsiés, et « presque toujours le tétanos des nouveau-nés n'est qu'une variété de la forme convulsive ou éclamptique de l'encéphalopathie urémique. »

C'était aussi l'opinion de Dugès, cité par J. Renault (2),

(1) Parrot « Leçons cliniques sur l'athrepsie », p. 388, 1877.
(2) J. Renault, « Art. Tétanos ». Traité des maladies de l'enfance, T. 1, p. 422).

qui pensait qu'un grand nombre de cas décrits sous le nom de tétanos des nouveau-nés doivent en réalité être attribués à l'éclampsie infantile, et être considérés comme une variété tétaniforme de cette dernière maladie.

Il est certain que, parfois, l'arrêt de la sécrétion urinaire et les précipitations uratiques des canalicules du rein ont été l'origine de ces convulsions.

A côté de ces cas, Runge a signalé des convulsions tétaniques et du trismus à la suite d'une extraction du fœtus tête dernière (J. Renault).

Sims, puis Wilhite, Hartigan (1) pensèrent que certains états tétanoïdes pouvaient s'expliquer par la compression de la moelle allongée, provenant du chevauchement de l'occipital sous les pariétaux au moment de l'accouchement, ou après par la pression de la tête sur l'oreiller ; et Wilhite dit avoir guéri des cas de tétanos en corrigeant cette déformation.

Soltmann (2) croit, d'après les expériences qu'il a faites sur les jeunes animaux, que les tiraillements de la moelle peuvent produire des convulsions tétaniques chez les nouveau-nés, et que, chez ces derniers, les convulsions prennent de préférence le caractère tonique. Ces résultats ont été confirmés par Wilhite chez l'enfant (J. Renault).

De plus Hochsinger (3) insiste sur ce fait que, même dans les conditions normales, il existe chez les nou-

---

(1) Hartigan (Amer. Journ. of medic. scienc., 1884).
(2) Soltmann (Handb. f. Kinderheilk., de Gerhardt, 1879).
(3) C. Hochsinger, « Die Myotonie der Sœunglinge und deren Beziehungen zur Tetanie. »

veau-nés une hypertonie permanente des muscles fléchisseurs.

« On connaît bien, dit-il, l'attitude normale des nouveau-nés et des jeunes nourrissons, qui se distingue
par la flexion à angle droit des articulations du coude
et du genou, par la flexion et l'adduction des cuisses
et par la flexion légère des phalanges sur le métacarpe,
le pouce étant généralement plus fléchi que les autres
doigts et recouvert par eux, comme si l'enfant voulait
serrer le poing. Cette position peut être changée passivement, mais l'enfant y revient, quand il est abandonné à lui-même. » Dès lors on comprend que, sous
l'influence de causes même minimes, il peut se produire
des contractures myotoniques qui ont une grande ressemblance avec le tétanos.

Mais ce n'est pas tout ; Guida (1) a décrit un état
tétanoïde, d'origine infectieuse, chez le nouveau-né.
Les phénomènes tétanoïdes apparaissent dans les trois
ou quatre premiers jours qui suivent la naissance,
assez légers quelquefois au début pour passer facilement inaperçus, si l'on ignore l'existence de cette
forme morbide particulière. « Cet état tétanoïde »,
caractérisé par du trismus, par de la raideur générale
avec quelques secousses musculaires, mais pas de convulsions proprement dites, était dû à une infection
de la plaie ombilicale par des microorganismes non spécifiques. La guérison fut rapide, grâce à une désinfection minutieuse de la plaie ombilicale.

(1) Guida, « Sur un état tétanoïde d'origine infectieuse, chez
le nouveau-né », la Pediatria. Janvier 1896, p. 26.

Il faut donc admettre qu'à côté du tétanos vrai des nouveau-nés, dû au bacille de Nicolaïer, il existe des états tétanoïdes n'ayant de commun avec le trismus neonatorum que les manifestations cliniques et reconnaissant une tout autre cause. Parmi elles, nous réclamons une place pour la tétanie ; c'est l'opinion de notre maître, le docteur L. Guinon ; c'est aussi la nôtre.

Il est vrai que Hénoch, Strümpell nient la présence de la tétanie vraie dans la première enfance ; et que suivant M. Oddo, la tétanie est inconnue à un âge aussi tendre. « C'est là une pétition de principe, répond M. L. Guinon, car c'est précisément ce qu'il faut démontrer », et plus loin il ajoute : « Je ne vois pas pourquoi la tétanie n'atteindrait pas le nouveau-né. Quelle qu'en soit la pathogénie, infection, intoxication digestive, surexcitabilité nerveuse, le nouveau-né peut réaliser toutes ces conditions. »

De l'aveu même de Hochsinger, Hénoch et Strümpell sont allés trop loin dans leurs déductions négatives, car il a pu observer des cas de tétanie chez de tout jeunes nourrissons, et la tétanie infantile de même que celle des autres périodes de la vie doivent être considérées comme la même manifestation clinique. Ajoutons que Neuhausen, cité par Hochsinger, a signalé un cas de tétanie, chez un enfant de trois jours, dû au chevauchement des os du crâne pendant l'accouchement. Huit jours après les os reviennent à leur position normale et la tétanie disparaît.

L'existence de la tétanie du nouveau-né ne semble

donc pas douteuse ; mais quelle forme revêtira-t-elle ?

Le nouveau-né, comme nous le fait très justement remarquer M. Guinon, « ne fait pas de localisations nerveuses parce qu'il n'a pas de localisations cérébrales complètement développées » ; il semble donc que son système nerveux encore rudimentaire doive réagir en bloc à toute excitation. C'est pourquoi la tétanie ne revêtira pas chez lui la forme classique, elle doit tendre à se généraliser, et cette généralisation, à son état le plus parfait, simulera encore plus parfaitement le trismus neonatorum, que le pseudo-tétanos du deuxième âge, n'avait simulé le tétanos vrai. De plus comme le remarque Soltmann, les convulsions du nouveau-né prennent de préférence le caractère tonique, car l'irritabilité des nerfs moteurs est plus faible que chez les adultes, et par suite, la contraction musculaire arrive plus lentement à son maximum, et s'éteint plus lentement aussi. Peut-être doit-on expliquer encore par ce fait la prédominance de la forme permanente des contractures chez le nouveau-né.

Le professeur Escherich a observé deux cas de ce genre ; nous n'avons pu nous procurer qu'une de ces deux observations ; elle est intitulée « *tétanie à forme permanente.* »

Plus récemment F. Brunet (thèse de Bordeaux, 1901) a signalé un nouveau cas de pseudo-tétanos survenu chez un nouveau-né.

Le résumé de ces deux observations va nous fixer sur le tableau clinique que revêt la tétanie du nouveau-né.

Dans l'observation XI, empruntée à Escherich (1), une petite fille âgée de 12 jours est prise de convulsions qui l'empêchent de téter.

On constate en même temps de la raideur de la nuque et une contracture de tous les muscles extenseurs du tronc et des membres inférieurs, de sorte que l'enfant *peut être soulevée par les pieds comme une planche.*

Les bras sont fléchis, les mains en adduction, forment poing avec le pouce appliqué contre la paume de la main et les autres doigts rabattus par dessus ; on note du trismus, des contractures passagères et de courte durée des muscles respirateurs avec cyanose.

Quand l'enfant boit, ou même sans cause les contractures générales s'exagèrent.

Dans l'observation XII, il s'agit également d'une petite fille de douze jours, que sa mère amène à l'hôpital, parce qu'elle s'est aperçue que « les lèvres du bébé sont toutes contracturées et qu'il lui est impossible de téter. »

Les paupières sont closes ; la bouche, fermée, est remplie d'écume ; les ailes du nez, plissées, sont relevées de temps en temps ; les masséters, les temporaux font relief sous les téguments ; la nuque est raide. Si l'on soutient la petite malade par les épaules et le bassin, *le tronc reste raide comme un bloc.* On note de l'opisthotonos ; les membres sont contracturés ; il y a

(1) Escherich, « Art. Tétanie », Traité des maladies de l'enfance, T. IV, p. 768.

en même temps des troubles respiratoires, s'accompagnant de cyanose.

Ces deux observations ne rappellent-elles pas le tétanos le plus typique?

On y retrouve tous les symptômes du tétanos vrai : le début par du trismus, l'envahissement de tout le corps, la contracture des membres eux-mêmes, qui étaient relativement respectés à un âge un peu plus avancé.

Mais alors comment diagnostiquer ces cas de tétanie du nouveau-né ?

Le trismus n'a plus la valeur que M. Oddo lui avait attribué. On ne peut plus dire avec lui « que le trismus seul ou accompagné d'une légère rigidité des muscles de la nuque est la localisation caractéristique du tétanos des nouveau-nés; que le trismus est pour le tétanos, ce que la contracture des mains est pour la tétanie; que c'est : *le leit-symptôme.* »

Le trismus devient dans ce cas un signe différentiel insuffisant.

Il est juste d'ajouter cependant que dans les cas de pseudo-tétanos du nouveau–né, le trismus n'atteint pas la même intensité que dans le tétanos vrai. L'enfant peut boire (Obs. XI), et si l'on introduit le doigt dans la bouche du nouveau-né, celui-ci exécute quelques mouvements de succion (Obs. XII).

C'est donc plutôt l'intensité que la localisation initiale du trismus, qui pourra renseigner sur la nature de l'affection.

Le moment d'apparition des contractures, l'évolution

de la maladie fourniront des indications plus précieuses.

C'est ainsi que dans l'observation XI, la contracture apparaît le 11e jour ; et le 9e jour, dans l'observation XII.

Dans le tétanos vrai le trismus survient en général vers le 6e jour, c'est-à-dire un peu plus tôt.

« La régularité dans l'époque d'apparition du trismus du 1er au 5e jour après la chute du cordon s'explique par ce fait que la place ombilicale est complètement recouverte du 10e au 14e jour après la naissance, et que le cordon tombe au 4e ou 5e jour après la naissance » (Beumer (1). '

En règle générale le tétanos vrai se déclare peu de temps après la chute du cordon. Dans le travail de Wl. Papiewski (2), sur le « tétanos des nouveau-nés », basé sur dix cas personnels, la période d'incubation (temps écoulé depuis la chute du cordon jusqu'à l'apparition des premiers symptômes morbides) a été de moins d'un jour dans 20 0/0 des cas ; d'un jour dans 10 0/0 des cas ; et de deux jours dans 20 0/0 des cas.

La marche du pseudo-tétanos des nouveau-nés ne progresse pas d'une façon continue, on note des rémissions, puis les accès paroxystiques s'espacent, enfin arrive la disparition progressive des contractures. Le tétanos vrai, au contraire, a une marche ascendante.

La durée de la tétanie est de 10 à 20 jours en moyenne

(1) Beumer, « Zur Etiologie des Trismus in Tetanus neonatorum », Zeitschr. f. Hygiene, Bd. iii, p. 242-280.
(2) Papiewski, « Ueber den Starrkrampf der Neugeborenen », Jahrb. f. Kinderheilk. 1893, Bd 37, p. 39.

chez le nouveau-né. Elle dura 10 jours dans l'observation XII, 21 jours dans l'observation XI.

Le tétanos évolue au contraire avec une fatale rapidité. « Il est d'autant plus grave que la durée d'incubation est plus courte » (Papiewski). La mort arrive souvent au 2e, 3e, 4e, 5e jour.

Ajoutons que le pseudo-tétanos se termine ordinairement par la guérison. Les deux nouveau-nés d'Escherich étaient guéris de leur tétanie quand ils succombèrent, à l'âge de deux mois, à la cachexie et à des troubles digestifs. Le tétanos des nouveau-nés est d'un pronostic infiniment plus grave que celui de l'adulte. Sur les 10 cas de Papiewski, un seul enfant guérit.

Sur les 4 cas d'Escherich : 3 morts.

Un cas de Bagynsky : 1 mort au quatrième jour.

La température ne nous sera pas d'un grand secours pour arriver au diagnostic ; elle est variable dans l'un et l'autre cas.

On n'oubliera pas de rechercher l'état des réflexes et de l'excitabilité mécanique des muscles qui sont exagérés dans la tétanie.

Mais le point le plus important du diagnostic, à notre avis, est le diagnostic bactériologique. C'est par l'ombilic que le virus tétanigène pénètre dans l'organisme du nouveau-né, c'est là qu'il faudra aller chercher le bacille de Nicolaïer, qui tranchera le diagnostic d'une façon décisive. Ici encore le diagnostic clinique doit s'incliner devant le diagnostic bactériologique.

Plusieurs affections peuvent encore simuler le pseudo-tétanos des nouveau-nés.

Ce sont *1° l'éclampsie, 2° le sclérème, 3° les hémor-*
rhagies méningées et rachidiennes.

1° L'éclampsie des nouveau-nés est généralement précédée par une période prodromique, qui manque dans
le pseudo-tétanos. L'enfant en imminence d'éclampsie
présente une agitation générale, il pousse des cris
anxieux, il est atteint d'insomnie, puis brusquement
survient l'accès. La face pâlit, les yeux se convulsent en
haut et en dedans, les pupilles se contractent, puis
l'enfant perd connaissance ; la sensibilité est abolie. A
la période des convulsions toniques succèdent des convulsions cloniques. Une écume blanchâtre s'échappe
des coins de la bouche entr'ouverte, enfin dans quelques
cas la contracture des muscles abdominaux a donné
lieu à une émission involontaire de l'urine et des matières
fécales.

Les convulsions peuvent accompagner la tétanie. Elles
ne diffèrent en rien de l'éclampsie ordinaire ; et, chose
remarquable, les membres contracturés, le tronc sont
secoués en masse, sans qu'il y ait rien de changé dans
l'attitude tétanique. Il y a seulement superposition de
contractures toniques et de contractures cloniques ; mais
ces dernières sont surtout marquées à la face, au cou.
On note alors des troubles oculaires, strabisme divergent ou convergent. Il faudra penser à la coexistence
possible de ces deux affections pour arriver au diagnostic.

2° Sclérème des nouveau-nés. Quand le sclérème est
généralisé, les membres restent dans l'extension, le corps
est raide, et on peut le soulever comme une tige inflexible

en prenant point d'appui au niveau de l'occiput, ou en appliquant le bord radial de la main sous le dos du petit malade.

Si la face est envahie, la raideur des lèvres, des parois buccales et des muscles masséters maintient la bouche fermée et rend la déglutition impossible. « Aussi l'on comprend qu'un certain nombre d'observateurs, depuis Lodmann, cité par Denis, jusqu'à nos jours, aient cru avoir affaire à l'affection que l'on a appelée *mal de mâchoire* ou *trismus des nouveau-nés* » (Parrot).

Mais le sclérème débute par les membres inférieurs ; il s'étend lentement, progressivement, et même dans les cas de marche subaiguë, il met plusieurs jours à envahir la région lombaire, puis la partie postérieure du tronc, et finalement le corps entier, la face y comprise. •

3° Hémorrhagie méningée et rachidienne du nouveauné.

Les contractures consécutives à une hémorrhagie méningée peuvent revêtir la violence du pseudo-tétanos ; mais elles surviennent ordinairement au moment de la production du foyer hémorrhagique, c'est-à-dire immédiatement après l'accouchement qui a été long et laborieux. Elles sont plus localisées et revêtent le plus souvent le type hémiplégique ou monoplégique.

Enfin l'enfant est comateux.

De même les hémorrhagies rachidiennes seront facilement différenciées du pseudo-tétanos des nouveau-nés. L'interrogatoire apprendra que les contractures ont apparu rapidement à la suite de tractions réitérées sur le fœtus au moment de l'extraction tête dernière.

OBSERVATION XI

(Escherich, *Traité des Maladies de l'Enfance*, t. IV, p. 768.)

Tétanie à forme permanente chez un nouveau-né.

Seif Frida, âgée de 12 jours et nourrie artificiellement, est reçue à l'hôpital le 12 septembre 1896.

L'accouchement a été normal. L'enfant offre une blennorrhée des organes génitaux et de l'ombilic avec gonocoques dans les sécrétions. Depuis hier, elle présente des convulsions qui l'empêchent de téter.

Au moment de son entrée, on trouve de la raideur de la nuque et une contracture de tous les muscles extenseurs du tronc et des membres inférieurs, *de sorte que l'enfant peut être soulevée par les pieds comme une planche*. Les bras sont fléchis, les mains en adduction, formant poing avec le pouce appliqué contre la paume de la main et les autres doigts rabattus par-dessus. La figure est immobile. Il existe du trismus, mais l'alimentation est encore possible. Quand l'enfant boit, ou même sans cause appréciable, on voit apparaître des contractures passagères et de courte durée des muscles respirateurs, s'accompagnant de cyanose intense et d'exagération des contractures générales.

Les réflexes tendineux et l'excitabilité mécanique des muscles sont exagérés.

Les jours suivants, les accès et les contractures diminuent.

Le 12 octobre, les muscles de la face deviennent libres et l'enfant peut téter facilement. Les contractures des membres inférieurs persistent encore, mais elles sont devenues intermit-

tentes et moins intenses. Les jours suivants on voit apparaître
des troubles dyspeptiques, du muguet, du catarrhe de l'intestin.
L'enfant meurt le 1er décembre avec des phénomènes de collapsus. Les contractures des membres inférieurs ont persisté
jusqu'à ce jour.

A l'autopsie, on ne trouva aucune modification macroscopique
appréciable du cerveau ni de la moelle épinière.

OBSERVATION XII

(F. Brunet, Thèse, Bordeaux, 1901. Observation recueillie
par l'auteur dans le service du professeur Moussous,
de Bordeaux.)

Un cas de pseudo-tétanos chez un nouveau-né.

Marie-Madeleine B..., agée de 12 jours, entre à la c,èche
de l'hôpital des Enfants de Bordeaux, le 25 avril 1901.

Antécédents héréditaires. Néant.

Antécédents personnels. Néant.

Début dans la nuit du 21 au 22 avril. La mère en voulant
donner à téter à son enfant, qui jusque-là avait bien pris le sein,
s'aperçoit que les lèvres du bébé sont toutes contracturées et
qu'il lui est impossible de téter.

Le 26 avril 1901, au moment de l'entrée de l'enfant à l'hôpital,
on lui fait une première injection sous-cutanée de sérum antitétanique de 5 centimètres cubes ; on constate alors les signes
suivants :

Du côté de la tête, les paupières sont complètement closes ;
la peau du front est plissée. La bouche fermée, est remplie d'é-
cume ; les lèvres sont soulevées seulement par l'air expiré ; les
ailes du nez, plissées, sont relevées de temps en temps. La mâchoire est absolument contracturée ; il est impossible d'écarter
les maxillaires l'un de l'autre. De chaque côté de la face, on

sent au niveau de l'angle du maxillaire un cordon dur formé
par les masséters contracturés : de même au niveau de la fosse
temporale, où le muscle temporal donne la sensation d'un muscle à l'état de tétanos. La nuque est raide et l'on n'arrive que
difficilement à la fléchir.

Les deux sterno-cléido-mastoïdiens sont tendus comme deux
cordes.

Du côté du thorax on ne note que l'irrégularité des mouvements respiratoires.

Du côté de l'abdomen, l'ombilic présente une légère ulcération suppurant très peu. Les muscles des gouttières vertébrales
sont tendus et ne permettent aucun mouvement de flexion du
tronc ; il en est de même des mouvements d'extension, rendus impossibles. Si l'on soutient le malade par les épaules et le
bassin, *le tronc reste raide comme un bloc.*

Placé sur une table, dans le décubitus dorsal, le plan formé
par le dos est légèrement excavé, formant une courbe au-dessus du niveau de la table.

Les membres supérieurs sont raides ; les doigts fléchis, le
poing fermé, l'avant-bras légèrement fléchi sur le bras en
demi-pronation.

Rien du côté du bras et de l'épaule, si ce n'est un peu de
raideur.

Les cuisses sont fléchies sur le bassin, les jambes sur les
cuisses ; les orteils sont en flexion accentuée.

Le malade est immobile dans son lit ; la respiration, irrégulière, rappelle le rythme de Cheyne-Stokes ; de temps en temps,
elle devient bruyante, et l'air expiré chasse un peu d'écume
sur les lèvres, pendant que l'enfant fait entendre un vagisse-
ment qui se répète mécaniquement à chaque expiration.

Le peau, habituellement de coloration normale, devient su-
bitement rouge au moment d'accès paroxystiques, survenant à
la moindre impression extérieure, au moindre bruit, au plus
petit contact.

La température est normale ; le pouls, très rapide, est incomptable.

Si l'on essaye de nourrir l'enfant par les fosses nasales, le lait est bruyamment rejeté par l'air expiré.

26 avril, onze heures du matin. Injection intra-cérébrale par la fontanelle antérieure de 1 cmc. de sérum antitétanique.

27 avril, matin. Légère amélioration, un peu d'alimentation a pu être donnée à l'enfant par la voie nasale.

Celle-ci semble vouloir exécuter quelques mouvements de succion lorsque l'on introduit le doigt dans la bouche.

Les accès paroxystiques sont moins fréquents. La tachycardie est toujours intense. Pansement humide au sublimé sur l'ombilic.

28 avril. L'examen bactériologique, pratiqué par M. le docteur Buard, préparateur en chef du laboratoire de médecine expérimentale, a montré un bacille ayant tout l'aspect du bacille de Lœffler, prenant le Gram et à formes parallèles, associé à un diplocoque.

29 avril. Injection de 10 cmc. de sérum antidiphtérique.

30 avril. Etat stationnaire.

2 mai. Nouvel ensemencement avec du pus recueilli dans une pipette stérilisée. Celui-ci donne : Un bacille ayant toutes les réactions de culture du bacille de Lœffler (formes longues, quelques-unes incurvées), mais que l'inoculation aux animaux (cobayes) a fait reconnaître dépourvu de virulence.

En outre, l'ensemencement du pus avait donné : un diplocoque, une sarcine jaune.

L'enfant meurt le même jour.

L'autopsie cadavérique, pratiquée le lendemain, n'a pas montré de lésions macroscopiques évidentes ; on ne relata qu'une légère congestion des méninges cérébrales et de l'axe médullaire.

CHAPITRE IV

Dans le chapitre précédent nous avons rapporté tout au long les dix observations de pseudo-tétanos que nous avons pu recueillir dans la littérature médicale. Nous nous sommes efforcé de dégager de ces observations quelques considérations sur la symptomatologie, l'évolution et le diagnostic de cette forme généralisée de la tétanie chez l'enfant et chez le nouveau-né. Nous en aurions fini avec l'étude clinique de cette affection, si nous ne voulions résumer maintenant le travail fort intéressant du docteur Carl Hochsinger (1), sur « la myotonie des nourrissons et ses rapports avec la tétanie. ».

Il ne nous a pas semblé dépourvu d'intérêt de rapprocher quelques observations de « myotonie tétanoïde » du docteur de Vienne de nos cas de pseudo-tétanos, et de rapporter ici les conclusions de l'auteur.

Il résulte, nous dit C. Hochsinger, du dernier travail sur la tétanie infantile, publié en français par le professeur Escherich, dans le *Traité des Maladies de l'Enfance*

Docteur Carl Hochsinger,« Die Myotonie der Sæunglinge und deren Beziehungen zur Tetanie. »

de Grancher, Marfan et Comby en 1898, qu'on décrit, dans cette affection, deux formes de contractures essentiellement différentes.

D'un côté nous trouvons désignée comme « tétanie infantile », une maladie qui atteint de préférence les enfants entre le quatrième et le vingtième mois de leur vie. Cette maladie est caractérisée par l'apparition intermittente des contractures des muscles des extrémités, contractures généralement douloureuses et symétriques ; par le signe du facial ; par le phénomène de Trousseau, et par la présence d'une hyperexcitabilité mécanique et galvanique. En outre cette affection est liée à certaines saisons (fin de l'hiver et printemps), à certains endroits (Vienne, Heïdelberg), et à certaines manifestations morbides d'origine rachitique (Kassovitz, Ganghofner, Escherich).

D'un autre côté, Escherich a décrit une « forme permanente ou persistante » des contractures. Ce deuxième tableau morbide est caractérisé par des contractures musculaires toniques, fonctionnelles, *de longue durée*, non douloureuses, tableau qui diffère sur tous les points du précédent, L'hyperexcitabilité neuro-musculaire fait défaut ; et c'est la « position tétanique des mains », même quand elle n'est accompagnée d'aucun autre signe de tétanie, qui fait classer cette deuxième forme dans la tétanie. Hochsinger ajoute que, de sa propre expérience, cette forme permanente des contractures survient presque sans exception chez les nourrissons âgés de quelques mois, gravement malades mais non rachitiques.

Deux savants, Hénoch et Strumpell, ont nié que la

tétanie pût exister dans la première enfance, et ils rejettent du cadre de la tétanie cette forme permanente des contractures. Pour Hochsinger il n'est pas douteux que la tétanie existe dans les premiers mois de la vie, car il en a observé des cas chez de tout jeunes nourrissons ; mais c'est toujours la forme intermittente qu'il a constatée, et les enfants ont toujours présenté les symptômes de la vraie tétanie, c'est-à-dire : contractures toniques, intermittentes, douloureuses, survenant sous forme d'accès, ou au moins le phénomène de Trousseau, accompagné de l'hyperexcitabilité des nerfs moteurs (phénomène du facial).

Par contre il s'accorde avec Hénoch et Strumpell pour ne pas admettre la « forme permanente » de la tétanie, « car cette soi-disant forme de tétanie, décrite par Escherich et acceptée par d'autres auteurs, ne concorde en aucune façon avec le tableau clinique admis dans la pathologie médicale » ; et suivant lui, il faut considérer ces formes de contractures permanentes des nourrissons, d'origine idiopathique (c'est-à-dire ne dépendant pas de maladies nerveuses organiques), et simulant les contractures du tétanos, comme la plus haute tension d'une hypertonie musculaire du nouveau-né, hypertonie qui existe aussi à l'état physiologique.

Il existe d'ailleurs des passages entre l'hypertonie physiologique du nouveau-né et des jeunes nourrissons bien portants, et les contractures persistantes qu'on observe chez les enfants atteints de graves désordres intestinaux ; tous ces états pathologiques doivent

être englobés sous la dénomination commune de *myotonie des nouveau-nés et des jeunes nourrissons.*

C'est qu'en effet la plupart des auteurs qui se sont
occupés de la tétanie infantile ont attribué trop peu de
valeur à ce fait, qu'à l'état normal, il existe chez le nouveau-né et le nourrisson une hypertonie permanente de
la musculature des extrémités.

On connaît bien cependant l'attitude normale du nouveau-né et du jeune nourrisson, qui se distingue par la
flexion à angle droit des coudes et des genoux ; par la
flexion et l'adduction des cuisses, et par la flexion légère des phalanges sur le métacarpe, le pouce étant généralement plus fléchi que les autres doigts et recouvert
par eux, comme si l'enfant voulait serrer le poing. On
peut changer cette position passivement, mais l'enfant
y revient de lui-même. Cette hypertonie des muscles fléchisseurs ne disparaît que quatre ou cinq mois après la
naissance.

Cette attitude du nouveau-né peut être considérée
comme l'image fidèle de celle que le fœtus occupait *in
utero*. Peut-être pourrait-on admettre que les neurones
(cellules ganglionnaires, cordons nerveux, terminaisons
nerveuses des muscles) se sont accommodés pendant
la vie intra-utérine à cette position du fœtus renfermé
dans la matrice, et que cette attitude, provoquée par
l'innervation, disparaît peu à peu dans la vie extra-
utérine, sous l'influence d'autres groupes musculaires
et d'autres filets nerveux agissant comme antagonistes.

Cette rigidité légère des fléchisseurs, cette tendance
à la flexion légère des doigts et des orteils qu'on ob-

serve chez les nourrissons en bonne santé et qui apparaît pendant les trois premiers mois, mérite le nom de *myotonie physiologique des nouveau-nés.*

Mais, sous l'influence de désordres morbides plus ou moins graves (affections gastro-intestinales, maladies toxi-infectieuses, syphilis congénitale, dermatoses), il se produit des types de contractures myotoniques d'intensité variable, qui ne sont que l'exagération de l'hypertonie physiologique de la musculature du nouveauné, et qui, dans leur gamme ascendante, constituent la myotonie pathologique.

Dans cette myotonie pathologique, Hochsinger distingue trois degrés :

1° MYOTONIE DU PREMIER DEGRÉ. — Elle est caractérisée par l'apparition du *phénomène du poing* quand on comprime le sillon bicipital interne; par l'hypertonie modérée des fléchisseurs. Cette forme apparaît au cours de légers troubles digestifs et surtout dans les premières semaines de la vie ; elle devient très rare passé deux mois.

2° MYOTONIE DU DEUXIÈME DEGRÉ, OU MYOTONIE SPASMODIQUE PERMANENTE. — Contractures symétriques et permanentes en flexion des mains et des pieds.

Raideur des fléchisseurs et des adducteurs. Elle survient à la fin des affections septiques, des troubles gastro-intestinaux graves, dans les affections cutanées et dans la syphilis héréditaire. Elle est fréquente dans les premières semaines de la vie, relativement rare passé trois mois.

3° MYOTONIE TÉTANOIDE OU PSEUDO-TÉTANOS. — Contractures des muscles du dos et de la nuque et quelquefois de la face. L'aspect clinique de cette forme peut
être analogue au tétanos.

Le *phénomène du poing* est commun à tous ces états
pathologiques ; le signe du facial fait défaut.

Qu'est-ce donc que le phénomène du poing ?

« Il est un phénomène très important, que l'on trouve
chez les jeunes nourrissons atteints de divers troubles
pathologiques, et qui n'a pas encore été décrit que je
sache ; c'est le phénomène de contracture de la main,
que je propose d'appeler « *phénomène du poing* », pour
le différencier de la position caractéristique de la main,
décrite par Trousseau, dans la tétanie. »

Chez les nouveau-nés et les nourrissons qui se prêtent
à l'expérience, le doigt comprimant fortement le plexus
brachial sur l'humérus provoque d'abord de la pâleur
de la main, puis survient parfois une phase de contracture dans celle-ci. Dans ce cas on constate d'abord une
flexion spasmodique des articulations métacarpo-phalangiennes ; quelques secondes après il se produit une
flexion des articulations phalangiennes, et ensuite une
légère flexion de la main.

La flexion des doigts arrive dans beaucoup de cas
jusqu'à la *fermeture complète, spasmodique du poing*.
Le pouce reste fléchi spasmodiquement dans l'intérieur
de la main, ou bien, assez souvent, il passe entre l'index
et le médius.

Le type le plus fréquent de ce phénomène du poing,
est le poing incomplètement fermé, dans lequel les ongles

des doigts n'arrivent pas à toucher la paume de la main. Ensuite vient comme fréquence le type du poing complètement fermé et serré. Enfin dans de rares cas, Hochsinger a observé « la main d'accoucheur », c'est-à-dire l'attitude de la tétanie vraie.

Voici deux observations que nous empruntons à Hochsinger. Ces deux cas appartiennent, suivant leur auteur, à la *myotonie tétanoïde*.

Observation, p. 16.

J'ai vu un enfant âgé de 5 semaines, atteint de cette forme de myotonie, le 4 juin 1899.

Cet enfant, nourri artificiellement, avait de l'entérite chronique avec selles fétides et de l'intertrigo.

Les mains étaient crispées en forme de poing, les bras et les jambes contracturés en adduction, les muscles des mains et des pieds raides et rigides. De l'opisthotonos et un léger trismus complétaient le tableau.

Les contractures persistèrent pendant des semaines, et ce ne fut que peu à peu, avec la disparition de l'entérite (traitement au calomel), que cette forme de pseudo-tétanos a disparu. Guérison en cinq semaines.

Observation, p. 17 (du même auteur).

J'ai vu aussi des contractures toniques, avec la position du bras en escrimeur, jointes à de l'opisthotonos, à de la raideur de la nuque, chez un nourrisson du premier âge, au mois de juillet 1899. Ce nourrisson était atteint d'un affection intestinale.

Hochsinger base son diagnostic de myotonie sur l'absence d'hyperexcitabilité musculaire et nerveuse à la fois pour le courant galvanique et pour l'action mécanique, et sur ce fait que les excitations extérieures n'augmentaient pas les contractures générales.

« Je voudrais voir, dit-il, cette forme de contractures musculaires compter dans ma myotonie ; et il n'existe aucun doute pour moi qu'un grand nombre de cas de tétanos chroniques, observés dans les premières semaines de la vie et qui se sont terminés par la guérison, ne sont pas des cas de tétanos vrai, mais des cas de myotonie tétanoïde (Pseudo-tétanos d'Escherich); » et il ajoute : « Sans doute l'expression d'Escherich qui appelle ces formes ressemblant au tétanos « pseudo-tétanos » est heureuse, mais je veux cependant maintenir mon opinion que ces formes morbides apparaissant chez les nourrissons de quelques semaines ne peuvent pas être englobées dans la tétanie, mais dans la myotonie. »

C'est ainsi que le cas rapporté par Escherich et intitulé par lui « tétanie à forme permanente » (notre observation XI), ne doit pas être compté dans la tétanie. On y trouve le phénomène du poing ; aucune mention du signe du facial ou du phénomène de Trousseau ; et malgré que les réflexes tendineux et que l'excitabilité mécanique des muscles soient exagérés, Hochsinger n'hésite pas à conclure « que ce cas n'a rien de commun avec la véritable tétanie infantile. »

Nous voulons encore citer deux observations, empruntées à Hochsinger.

Observation (p. 20), résumée.

Le 23 juillet 1899, Franz R.., âgé de huit semaines, est

amené dans mon service ; il est atteint de diarrhée chronique et présente une raideur de tout le corps. L'entérite a débuté il y a quatorze jours ; il y a huit jours, la mère a remarqué de la raideur des articulations qui sont fléchies ; les doigts surtout sont recourbés, le pouce en opposition est accolé à la paume de la main. Les muscles de la poitrine et de l'abdomen sont durs comme du bois. Raideur de la nuque ; trismus léger. Malgré cela l'enfant peut téter et avaler. Les réflexes plantaires et patellaires sont très faibles. L'enfant n'est pas somnolent, il a les yeux ouverts ; fièvre modérée ; fontanelles fortement déprimées ; léger ballonnement de l'abdomen. Sensibilité au contact faible ; réflexes très diminués. Pas de laryngospasme, pas de signe du facial, pas de cranio-tabès, traces minimales de rachitisme. Le bromure de potassium ne produit aucun effet ; mais sous l'influence du traitement au calomel on assiste peu à peu à la disparition des contractures. Guérison complète au bout de quatre semaines. L'état pseudo-tétanique a persisté invariable à peu près deux semaines. Les contractures disparurent progressivement, d'abord le trismus et la rigidité des muscles de la poitrine et de l'abdomen, ensuite la raideur de la nuque. Ce n'est qu'au bout de dix semaines que les contractures des mains disparurent.

C'est là un exemple typique de myotonie tétanoïde.

On y retrouve comme cause primordiale une affection gastro-intestinale grave ; l'exagération des réflexes fait défaut, enfin il n'y a pas de douleur.

Et cependant, de l'aveu même de Hochsinger, « il n'est pas dit que la myotonie des nourrissons doive toujours être considérée comme une forme clinique à part. Au contraire ! la myotonie est seulemement une forme tonique de contractures, qui apparaît dans différentes affections du nourrisson. »

Voici une observation qui peut être considérée comme forme de transition entre la tétanie et la myotonie.

OBSERVATION, p. 18, résumée.

Rosa R...., âgée de 4 mois, entre dans mon service le 3 février 1899 ; elle présente des contractures toniques, permanentes, généralisées. L'enfant, nourri au sein, offrait tous les signes du myxœdème. Hypothermie (température rectale 36°2) ; les articulations principales sont rigides et fléchies, la main est contracturée en poing, les orteils en flexion plantaire. Les contractures ont débuté il y a quatre semaines, d'abord sous forme de paroxysmes. Depuis cinq jours la contracture est permanente, elle dure jour et nuit. On note même du trismus et de la contracture de la bouche. R. lente 18-22 à la minute.

Si l'on chatouille ou si l'on pique l'enfant à la plante du pied, la contracture augmente. Crises d'oppression, cyanose du visage et de tout le corps.

La tête est portée en arrière ; les muscles de la poitrine et de l'abdomen sont durs comme du bois. Les masséters et les sterno-cleido-mastoïdiens font saillie sous les téguments et sont contracturés. L'enfant ne paraît pas téter difficilement ; par contre il avale avec beaucoup de peine.

Le signe du facial est très marqué.

On administra d'abord du bromure de potassium qui produisit une légère amélioration. Cinq jours après la première visite on se décida à donner de la thyroïdine sous forme d'extrait fluide. Les symptômes tétaniques disparurent totalement en quinze jours.

Le signe du facial persistait encore après la disparition du pseudo-tétanos, tandis que le phénomène de Trousseau manquait.

Hochsinger conclut « que le cas présent ne correspond ni à la tétanie, ni à la myotonie ».

Contre la myotonie tétanoïde, on a l'exagération très marquée des réflexes et la présence du signe du facial.

Contre la tétanie vraie, la persistance pendant des semaines des contractures sans caractère intermittent, enfin l'absence du phénomène de Trousseau après la cessation du stade tétanoïde.

Cette forme de pseudo-tétanos n'appartient ni à la tétanie, ni à la myotonie tétanoïde, et cependant elle tient de l'une et de l'autre.

Reportons-nous maintenant à l'étiologie de la myotonie ; nous voyons qu'elle survient dans les infections, dans les intoxications ou dans les maladies toxi-infectieuses. La tétanie relève des mêmes causes

La myotonie est caractérisée par le *phénomène du poing ;* mais ce phénomène se produit dans les mêmes conditions que le phénomène de Trousseau, par la compression du plexus brachial. La cause productrice est donc la même, l'origine est-elle différente ? Le phénomène de Trousseau n'est qu'un des aspects de l'hyperexcitabilité neuro-musculaire qui est le propre de la tétanie : « le phénomène du poing », suivant Hochsinger, n'est que le résultat d'un réflexe ; l'excitation nerveuse, partie du plexus brachial, suit les racines postérieures qui la communiquent à la substance grise de la moelle, d'où elle est transmise aux racines antérieures ; chez le nouveau-né, par suite du développement incomplet des centres et des voies qui régissent les réflexes, on peut provoquer plus facilement un réflexe direct sur la moelle dorsale que plus tard, quand le cerveau mieux développé entre en jeu. Si l'on se rappelle la prépondérance de l'innervation des muscles fléchisseurs à cette période de la vie, on s'explique facilement que sous l'influence du réflexe il se produise une flexion intense immédiate. Mais cette hypertonie des fléchisseurs, qu'est-ce autre chose qu'une hyperexcitabilité musculaire ?

De plus on a signalé le phénomène du poing dans la tétanie ; voici la description que M. Oddo donne de ce type de flexion : « La main est fermée, le pouce recouvert par les autres doigts : c'est la main de l'hémiplégique contracturé, et la comparaison peut aller jusqu'à la production d'escarres dans la paume de la main, sous l'influence de la pression produite par les extrémités des doigts. »

D'autre part Hochsinger lui-même a réussi à provoquer dans certains cas de myotonie, la position légitime de la vraie tétanie, c'est-à-dire le phénomène de Trousseau.

Ajoutons que le phénomène du poing ne peut être provoqué artificiellement au-delà des deux premiers mois de la vie, s'il n'y a pas de contractures permanentes, et que, passé cette période, il ne survient que dans la tétanie vraie.

Il nous semble donc que la signification du phénomène du poing chez le nouveau-né et le nourrisson, ne doive pas être regardée comme totalement différente de celle du phénomène de Trousseau.

De plus Hochsinger nous dit que ces formes permanentes de contractures s'observent presque exclusivement chez les nourrissons âgés de quelques mois.

En dehors des cas de myotonie tétanoïde signalés par cet auteur, nous n'avons relevé que deux cas de pseudo-tétanos chez le nouveau-né (obs. XI et XII), tandis que nous avons pu recueillir huit cas de pseudo-tétanos chez des enfants du deuxième âge (de l'observation III à l'observation X). En admettant que nos deux observations de pseudo-tétanos du nouveau-né appartiennent à la myotonie tétanoïde telle que l'a décrite Hochsinger, comment expliquer nos huit autres cas de pseudo-tétanos ? Nous savons que l'hypertonie musculaire du nouveau-né et du jeune nourrisson disparaît vers le quatrième ou cinquième mois ; on ne peut donc admettre que dans ces cas de pseudo-tétanos survenus chez des enfants âgés de 9, 5, 4 1/2, 7, 4 1/2, 7 et 4 ans et neuf mois, il s'agisse de la plus haute tension de l'hypertonie musculaire, en un mot de cas de myotonies tétanoïdes.

L'absence du signe du facial ne nous paraît pas suffisante pour faire rejeter cette forme de la tétanie, chez le nouveau-né. On sait que dans ces cas où la contracture envahit la face, il est difficile de rechercher le signe de Weiss-Chvosteck.

Escherich a d'ailleurs signalé l'absence possible de ce symptôme dans la « forme permanente » de la tétanie.

Quant à l'excitabilité mécanique et électrique, nous savons qu'il n'est pas nécessaire qu'elle soit augmentée considérablement (Escherich).

D'ailleurs Hochsinger n'a pu la rechercher dans tous ses cas, et il reconnaît que c'est là un défaut de son travail.

Il est possible que certains cas de contractures gé-néralisées du nouveau-né et du nourrisson appartiennent à la myotonie tétanoïde, telle que l'a décrite Hochsinger, mais elle ne doit pas être considérée comme une entité morbide bien définie ; et il nous semble que dans l'état actuel de nos connaissances, il serait prématuré de rayer ces formes permanentes de contracture, du cadre de la tétanie.

CHAPITRE V

Conclusions.

1° A côté de la forme classique de la tétanie qui intéresse surtout les muscles des extrémités, il existe des *formes frustes*, qui passent souvent inaperçues. Le diagnostic est impossible si on n'a soin de rechercher les signes accessoires qui éclairent la nature de ces spasmes, c'est-à-dire l'hyperexcitabilité musculaire et nerveuse électrique, le signe de Trousseau et le signe du facial.

2° On doit admettre aussi l'existence des *formes généralisées* de la tétanie, décrites sous le nom de « *pseudo-tétanos* ». Cette dénomination est heureuse puisque cette forme de contractures peut simuler absolument le tétanos vrai, avec lequel on l'a souvent confondue. Ces formes de pseudo-tétanos existent dès la naissance.

3° La méconnaissance de ces *formes frustes* ou *anomales* restreint le champ de la tétanie, dont le territoire est peut être plus étendu qu'on ne le croit en France.

BIBLIOGRAPHIE

BAGYNSKY (A.). — « Symptômes du tétanos dans la diphtérie ».
(*Berliner klinische Wochenschrift*, 1893, p. 206).

BEUMER. — « Zur Etiologie des Trismus in Tetanus neonatorum ». (*Zeitschr. f. Hygiene*, Bd. III, p. 242-280).

BOIX (E.). — « Contribution à l'étude de la méningite tuberculeuse de l'adulte. Forme tétanique. Trismus d'origine
cérébrale ». (*Archives de médecine*, 1893, 10 mai).

BRUNET (F.). — « Considérations sur quelques cas de pseudo-
tétanos ». (*Thèse de Bordeaux*, décembre 1901).

CALMETTE. — « Prophylaxie du tétanos dans les pays chauds ».
(*Comptes rendus du XIIIᵉ Congrès international*. Paris,
1900).

CASSEL. — « De la tétanie chez les enfants ». (*Société de médecine interne de Berlin,* 24 juin 1896).

CATANEO (Cesare). — « Un caso di Pseudotetano d'Escherich ». (*La Pediatria*, septembre 1898, p. 282).

CERVESATO (D.). — « Nouvelle contribution à l'étude de la
tétanie infantile ». (Brochure, Padoue, 1896).

CONCETTI (Luigi). — « Ueber Eklampsie, Tetanie und Polio-
myelencephalitis bei Kinder ».(*Allgemeinen Wiener medizi-
nischen Zeitung*, 1900 et *Archives de médecine des enfants*
t. IV. nᵒ 8, août 1901).

Corvisart (Lucien). — « De la contracture des extrémités ou
  tétanie ». (*Thèse inaugurale de Paris*, 1852).

Dance. — « Observations sur une espèce de tétanos intermittent ». (*Archives de médecine*, 1831).

Dinshaw (V.). — « Tetanus supervening otorrhaea and complicated by pneumonia, recovery under chloral ». (*Indian
  medical Record*, 28 février 1900 ; et *Archives de médecine
  des enfants*, 1900, p. 555).

Dufour (R.).— « Contribution à l'étude de la tétanie ». (*Thèse
  de Paris*, 1892).

Escherich (T.). — « Idiopatische Tetanie im Kindesalter ».
  (*Wien. klin.. Wochen.*, 1890. n° 40).

— Art. « Tétanie » du *Traité des maladies de l'enfance de
  Grancher, Marfan et Comby*, t. IV.

— (*Berlin. klin. Woch.*, 1897, n° 140.)

— « Ein weiterer Fall von Pseudotetanus ». (*Wien. klin.
  Rundschau*, 1898, n° 49).

— « Vier mit Tizzoni's Antitoxin behandelte Fœlle von Trismus et Tetanus neonatorum ». (*Wien. klin. Wochenschr.*,
  1893, n° 32).

Ganghofner. — « Ueber Tetanie im Kindesalter ». (*Zeitsch.
  f. Heilk.*, XII, p. 447).

Gomez (R.). — « Tetania di influenza ». (*Riforma medica*,
  1900, vol. 1, n° 18, p. 207).

Grisolle. — « Contracture des extrémités chez un enfant de
  neuf mois » (*Gazette des hôpitaux*, 1847).

Guersant et Baudelocque. — « Contractures chez les enfants »
  (*Gazette des Hôpitaux*, 1837).

Guida (Tommaso). — « Di alcune forme tetanoïdi non infre-
  quenti ad osservasi in neonati » (*La Pediatria*, 1896,
  p. 26).

Guinon (Louis). — « Fréquence et formes rares de la tétanie
  infantile ». (*Extrait des comptes-rendus des séances de la
  Société d'obstétrique, de gynécologie et de pédiatrie de
  Paris*, séance du 1er décembre 1899).

— « Les formes rares de la tétanie ». (In *Semaine Médicale*, 23 octobre 1901, p. 345).

— « Sur la tétanie à forme de pseudo-tétanos (contracture généralisée intermittente) ». (*Bulletins de la Société de pédiatrie de Paris*, n° 6, octobre 1899).

HAGENBACH-BURCKARDT (E). — « Casuistische Mittheilungen aus dem Kinderspital im Basel ». (*Jahrh. f. Kinderheilk.*, 1899; et *Archives de médecine des enfants*, janvier 1900, n° 1).

HARTIGAN. — *Amer. journ. of medic. scienc.*, 1884).

HAUSER. — *Société de médecine interne de Berlin*, juin 1896.

HAYEM. — « De l'excitabilité électrique et mécanique des muscles et des nerfs dans la tétanie. 1887 ».

HOCHSINGER (Carl). — « Die Myotonie der Sæunglinge und deren Beziehungen zur Tetanie ».

KALISCHER. — « Ueber Tetanie im Kindesalter ». (Jahrb. f. Kinderheilk., 1896, vol. XLII, p. 386).

KASSOVITZ. — *Congrès international de Rome*, 1894.

KUHN. — « Un cas de tétanie au cours de la scarlatine ». (*Berlin. klin. Wochenschr.*, 1899, n° 39, p. 855).

LABONNE (H.). — « Du tétanos des nouveau-nés ». *Notes de voyage dans le Nord*, 1889.

LEROUX (H.) et VIOLLET (P). — « Un cas de méningite cérébro-spinale simulant le tétanos ». (*Presse Médicale* du 24 décembre 1898, n° 105. p. 361).

LOOS (J.). — « Die Tetanie der Kinder und ihre Beziehungen zum Laryngospasmus ».

MANN (L.). — « Recherches sur l'excitabilité électrique chez les enfants du premier âge, spécialement dans ses rapports avec la tétanie ». Clinique Pédiatrique de Breslau. (*Monatsschrift f. Psychiatrie und Neurologie*, vol. VII, janvier 1900, p. 14).

MARFAN. — « Un cas de tétanie ». (*Journal de médecine interne*, 1900).

Milian et Legros. — *Société de biologie*, 30 mars 1901, p. 382).

Ombredanne. — *Presse Médicale*, 3 septembre 1898, n° 73, p. 132).

Oddo (C.).— « La tétanie chez l'enfant ». (*Revue de médecine*, n° 9, 10 septembre 1896).

Paciotti (A.). — « Un caso di tetano trattato col metodo Bacelli ». (*Gaz. degli osp. e delle clin.*, 10 décembre 1899; et *Arch. méd. des enfants*, p. 556, 1900).

Papiewski (W.). — « Ueber den Starrkrampf der Neugeborenen ». (*Jahr. f. Kinderheilk.*, 1893, t. xxxvii, p. 39).

Parmentier (E.). — Art. « Tétanie » du *Manuel de médecine de Debove et Achard*.

Parrot. — Leçons cliniques sur l'athrepsie, 1877 (p. 388).

Renault (J.). — Art. « Tétanos ». (*Traité des maladies de l'enfance*, T. i, p. 422).

Romme (R.) « La tétanie chez les enfants ». (*Revue des maladies de l'enfance*).

Snowmann. — « Tétanos des nouveau-nés ». (*Brit. med. journ.* 20 juillet 1895).

Soltmann. — *Handb. f. Kinderheilk.*, de *Gerhardt*, 1879).

Thiemich (M.). — « Ueber Tetanie und tetanoïde Zustænde im ersten Kindesalter », (*Jahrb. f., kinderheilk.*, 1900).

Tonnellé (L.). — « Sur une nouvelle affection convulsive des enfants ». (*Gaz. méd. 1832*).

Trousseau (R.). — Clinique Médicale de l'Hôtel-Dieu de Paris, p. 208, T. ii, art. « *Tétanie* ».

Wurtz (R.). — Art. « Tétanos » du *Manuel de médecine de Debove et Achard*, T. ix.

Yacksh (Von.). — « Ueber Tetanie ». (*Société centrale des médecins de Bohème*, 1890 ; et *Zeitsch. f. klin. Médic.*, xvii fas. suppl., 1890).

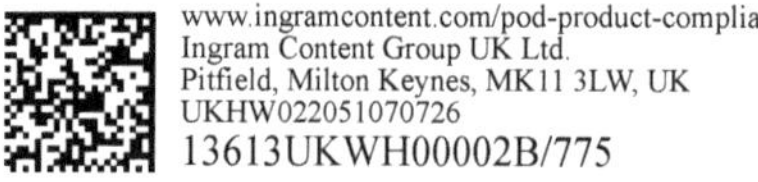